U0308593

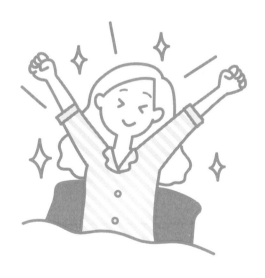

后浪

図解 眠れなくなるほど面白い 睡眠の話

今晚好眠

你应该知道的**睡眠**常识

[日]西野精治 著   叶玲琪 译

浙江科学技术出版社·杭州

序 言

　　自2020年初以来，新型冠状病毒肺炎（COVID-19）肆虐全球，造成大量人员死亡。日本推迟举办东京奥运会，宣布进入紧急状态，从历史角度看，这是非常重大的事件。与此同时，这场灾难，也让人们重新审视个人生活方式，认识到睡眠的重要性。

　　在美国，虽然有将近40%的人接种了疫苗，但每年仍有2万~6万人死于季节性流感。在新型冠状病毒感染大范围暴发之前，睡眠在预防感冒和流感等传染性疾病方面的重要性就一直受到重视。

　　当我们拥有充足和优质的睡眠时，免疫功能随之增强。作为免疫的第一道屏障，负责清除机体细菌和病毒的先天性免疫的功能就会得到增强。即便不幸被感染，睡眠也能通过获得性免疫产生抗体，并发挥作用，加速从感染到康复的过程。此外，即使在睡眠期间，大脑也不休息，而是对身体进行维护，这是它在我们起床后无法做到的。

　　在正常睡眠模式下，入眠后的深度NREM（非快速眼动）睡眠会消除睡意和疲劳，调节自主神经和激素平衡，增强免疫力并清除代谢物，发挥睡眠的大部分重要功能。到了黎明时分，深度NREM睡眠消失，而REM（快速眼动）睡眠时间会变长，让大脑和身体做好起床的准备。正常情况下，我们能够睡到自然醒，身心都能得到恢复，这可以提高白天的活动力。但是，如果因为睡眠呼吸暂停综合征等睡眠障碍以及慢性睡眠不足而出现睡眠负债（sleep debt）的话，我们也会在黎明时出现深度睡眠，不能自然醒，缺少熟睡感。另外，如果我们在居家办公时过着夜猫型的生活，体温之类的节律就会向后偏移，到了起床时间身体没有做好起床准备，便无法彻底清醒过来。

保持规律的作息不容易。但请铭记一点——若与睡眠为敌，它将是可怕的对手；若与睡眠同盟，它将是可靠的朋友。

睡眠是生活中最基本、最重要的生理现象。在过着有规律的生活的同时，加深对睡眠的科学理解，可以令你拥有优质睡眠，这话一点儿也不为过。

请最大限度地活用本书中的知识，从今天开始以酣睡为目标，获得令人愉快的睡眠和清醒体验吧！

美国斯坦福大学医学院教授

西野精治

2021 年 2 月

目录

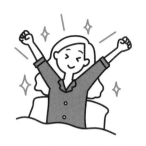

第 1 章　聊一聊睡眠的新常识

第2章　这样就明白了！睡眠的科学机制

第3章 从今晚开始！提高"黄金90分钟"睡眠质量的秘诀

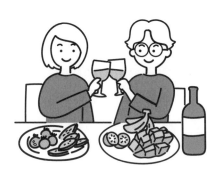

第 1 章

聊一聊
睡眠的新常识

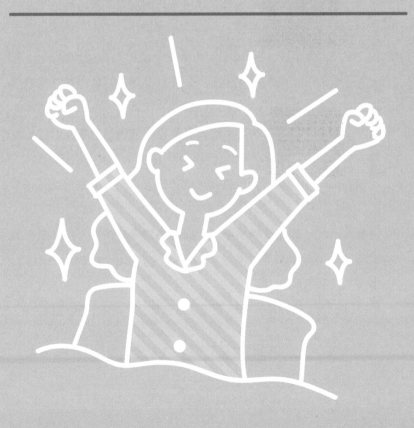

睡眠是预防传染病的基础

睡眠不足会降低我们的免疫力

人们在同一环境下是否会感染病毒，是由个体免疫力差异决定的。

免疫力和睡眠有很紧密的联系。美国加利福尼亚大学的研究人员做过一项实验，他们对 164 位健康受试者使用滴鼻液，使其感染感冒病毒，按照受试者的睡眠时间分组对发病率进行了调查，结果发现睡眠时间不足 5 小时的人的发病率大约是睡 7 小时以上的人的 3 倍（见右页上图）。**因此，充足的睡眠有助于我们增强对细菌和病毒的抵抗力，即增强先天性免疫力。**

另外，如果我们不幸感染了细菌和病毒，获得性免疫就会开始发挥作用，引起发热和嗜睡。我们经常听到"睡觉可以治疗感冒"这种说法，联想到睡眠期间获得性免疫会起的作用，可能用睡眠治疗感冒确实有效（关于先天性免疫和获得性免疫的详细说明见第 38 页）。

还有报道称：即使接种了疫苗，如果睡眠不足的话，抗体反应也会很弱，疫苗的效果就不明显了。睡眠不足不仅会增加感染的风险，还会使感染迁延难愈。

针对不明病毒的感染，确保充足的睡眠以提高免疫力确实有效。

睡眠时间越短，发病率越高

对 164 位 18 ～ 55 岁的健康受试者，
使用滴鼻液投入感冒病毒，并调查其发病率。

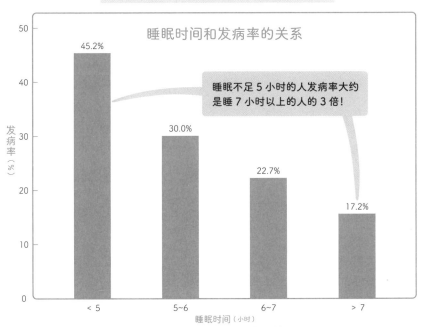

睡眠时间和发病率的关系

睡眠不足 5 小时的人发病率大约
是睡 7 小时以上的人的 3 倍！

45.2%

30.0%

22.7%

17.2%

发病率（%）

睡眠时间（小时）

< 5　　5~6　　6~7　　> 7

参考资料：美国加利福尼亚大学旧金山分校普拉瑟（Prather）等人的调查（2015 年）。

睡眠不足的话，免疫力就很难发挥作用、和病毒做斗争，
导致我们容易被感染。

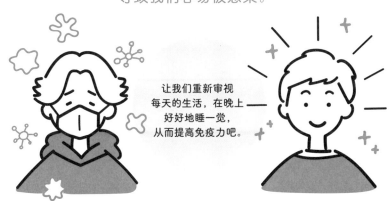

让我们重新审视
每天的生活，在晚上
好好地睡一觉，
从而提高免疫力吧。

3

2

睡眠不足是容易发胖的真正原因

｜激素水平失衡会改变食欲

"睡眠时间短的女性BMI（体重指数）较高"——这是根据美国圣迭戈大学研究发现的肥胖和睡眠时间之间的关系（见右页上图）。

人在熬夜时容易不知不觉地多吃东西。我在和美国斯坦福大学的学生一起进行睡眠剥夺实验研究时，经常能看到这种典型行为。

总是在深夜吃东西，可能是导致肥胖的原因之一。但是，为什么一熬夜就想吃呢？——并不是因为醒着的时间长，食量就增加，而是**睡眠不足，和食欲有关的激素水平受到了影响**。以美国威斯康星州居民为研究对象进行的一项关于睡眠时间和激素分泌关系的调查显示，睡眠时间越短，抑制食欲的瘦素分泌得越少，而增加食欲的胃促生长素分泌得越多（见右页下图）。

也就是说，由于睡眠时间短，人体激素水平发生变化，无法抑制食欲，所以吃得就多了。

睡眠不足也会导致白天活动量下降。所以为了健康和美丽，晚上好好睡觉是非常重要的。

睡眠时间太短或太长，都会导致发胖

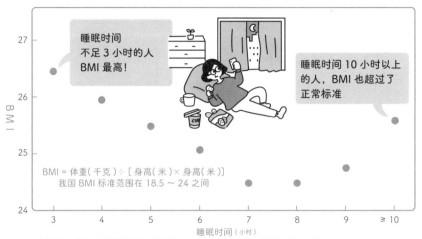

参考资料：美国圣迭戈大学克里普克（Kripke）等人对636,095位女性进行调查的结果（2002 年）。

睡眠时间太短自然会导致发胖，
但研究表明，睡眠时间太长也会导致发胖。

睡眠时间不同，激素分泌量也会发生变化

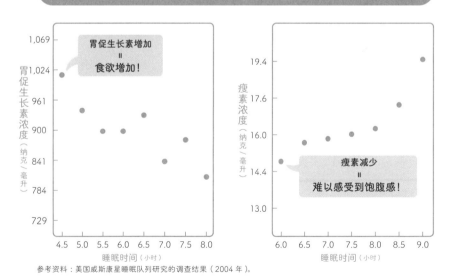

参考资料：美国威斯康星睡眠队列研究的调查结果（2004 年）。

睡眠时间短，即使吃得再多，也感受不到饱腹感，从而导致食欲增加。
这就是熬夜的时候"忍不住吃东西"的原因！

日本是世界第一的"不眠之国"

┃住在城市里的人，越想睡觉，越睡不着

根据经济合作与发展组织（OECD）2018 年的统计（调查年份因国家而异，日本是在 2016 年），**很多国家的国民平均每日睡眠时间都超过 8 小时，而日本只有 7 小时 22 分，是参与统计的 33 个国家中最短的。**

现在，日本人的平均睡眠时间变得更短了。由我担任代表的 Brain Sleep 公司在 2019 年调查发现，日本人的平均睡眠时间是 6 小时 40 分，比之前缩短了 42 分钟。日本厚生劳动省的报告（2018 年）也称："在日本睡眠时间不足 6 小时的人占 40%。"

在这一背景下，除了上班时间和通勤时间过长的日本独特的工作模式以外，店铺 24 小时营业和网络普及造成的"夜猫型"生活也是原因之一。东京更是被称为"24 小时不夜城"。

一项以东京、纽约等世界主要城市居民为研究对象，对平时的"实际睡眠时间"和"理想睡眠时间"进行的调查，反映了都市人群的睡眠状况（见右图）。**调查显示，东京有很多"睡眠时间不足 6 小时"的人。**

考虑到各种各样的观点都指出了失眠带来的弊端，我们应认识到睡眠不只是单纯的休息。让我们了解睡眠的价值，专注于更好的睡眠吧。

从平均睡眠时间来看现实和理想的差距

以世界主要城市居民为研究对象，
对"实际睡眠时间"和"理想睡眠时间"进行调查。

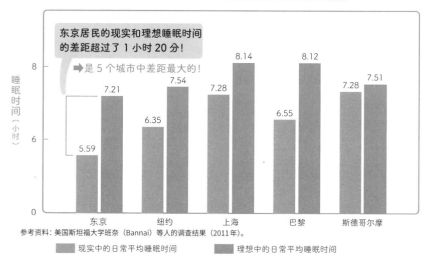

东京居民的现实和理想睡眠时间
的差距超过了1小时20分！

➡是5个城市中差距最大的！

睡眠时间（小时）

8

6

0

5.59　7.21　　6.35　7.54　　7.28　8.14　　6.55　8.12　　7.28　7.51

东京　　　纽约　　　上海　　　巴黎　　斯德哥尔摩

参考资料：美国斯坦福大学班奈（Bannai）等人的调查结果（2011年）。

■ 现实中的日常平均睡眠时间　　　■ 理想中的日常平均睡眠时间

"虽然想再睡一会儿，但是睡不着。"
在各城市居民中，这样的现象在东京人身上最为突出。

睡眠不足带来各种各样的问题

● 免疫力降低，容易罹患各种传染性疾病。

● 激素水平失衡，容易变胖。

● 睡不醒，无法从困意和疲惫中恢复过来。

● 白天工作与生活效率低下。

● 交通事故发生率升高，业务上
　的失误、纠纷增加。

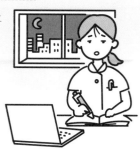

4

"90分钟倍数"的睡眠不一定是最好的

| 睡眠周期因人而异，根据身体状况而变化

怎样才能让人神清气爽、心情舒畅地醒来呢？

睡眠状态分为 NREM 睡眠（大脑和身体都睡着的深睡眠）和 REM 睡眠（大脑醒着，而身体睡着的浅睡眠）。最容易起床的时期是 REM 睡眠和其前后较浅的 NREM 睡眠。 如果在 NREM 睡眠时被叫醒的话，头脑会发蒙，我们会清醒得不够彻底。

在我们睡觉时，NREM 睡眠和 REM 睡眠交替往复。睡眠周期（睡眠循环）指的就是从 NREM 睡眠的开始到 REM 睡眠的结束，其时长约为 90 分钟。

"睡足 90 分钟的倍数再起床的话，清醒得会比较彻底" 就是以此拓展而来的一种思路——我们如果能把 90 分钟周期中出现的 REM 睡眠和起床时机相匹配，应该就能彻底清醒过来。**但是，睡眠周期在80 ～ 120 分钟间波动，长度存在个体差异，而且身体状态等因素有时会扰乱睡眠模式，所以一个周期并不一定总是 90 分钟的倍数。**

另外，由于睡眠不足、昼夜节律、觉醒障碍（详细说明见第 54 页）等睡眠障碍导致睡不醒时，我们很可能在黎明时分出现深睡眠。

REM 睡眠期是起床的最佳时机

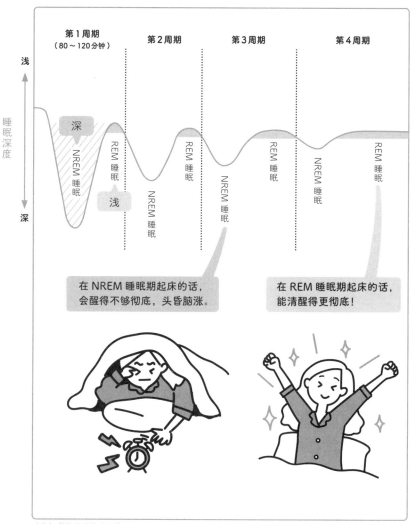

改编自《斯坦福高效睡眠法》。

1 个睡眠周期为 80 ～ 120 分钟，存在个体差异。

比起配合睡眠周期，
改善睡眠本身才是让人清醒的诀窍！

5

睡眠不足导致日本经济损失巨大

很多人意识到了睡眠的重要性

注意饮食，坚持运动，管理身体——注重身体保养的人并不在少数。除了运动和饮食之外，**很多管理人员和顶级运动员意识到了睡眠的重要性。**

一方面，这部分人觉悟程度高，能全方面迅速获取最前沿的信息，并以此提高自身的能力。用市场营销的专业术语来说，这些人就是所谓的先行者（早期采用者）吧。

另一方面，社会上也有一部分人认为："睡眠只是休息罢了。少睡一会儿也无妨！" 同样借用市场营销专业术语，这样的人被称为落后者（延迟采用者）。炫耀自己"完全没睡"的人，也被包含在这类人中。

但是，少睡觉并不是值得骄傲的事情。**在日本，估算下来，"每年因睡眠管理不当而导致的经济损失约 15 万亿日元（约合人民币 7466 亿元）"**（见右页上图）。睡眠不足可能会酿成生产事故，从而给整个社会造成巨大损失。

睡眠会影响工作表现和日常生活质量。那就学习"先行者"，从深入了解睡眠开始吧。

为什么睡眠不足会导致经济损失

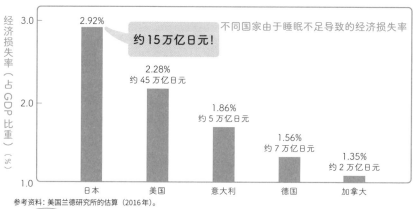

经济损失率（占 GDP 比重）（%）

不同国家由于睡眠不足导致的经济损失率

- 日本 2.92% 约 15 万亿日元！
- 美国 2.28% 约 45 万亿日元
- 意大利 1.86% 约 5 万亿日元
- 德国 1.56% 约 7 万亿日元
- 加拿大 1.35% 约 2 万亿日元

参考资料：美国兰德研究所的估算（2016 年）。

和经济损失有关的原因
· 工作能力下降，生产效率落后。
· 失误和纠纷增加，酿成重大事故。
· 生活习惯病、精神疾病、癌症、阿尔茨海默病等疾病的发病风险增加。

睡足 10 小时可以提高体育成绩

对美国斯坦福大学的 10 名男子篮球运动员进行试验，
在 40 天里，这 10 名选手每天遵照指示睡 10 小时（即使睡不着也躺在床上）……

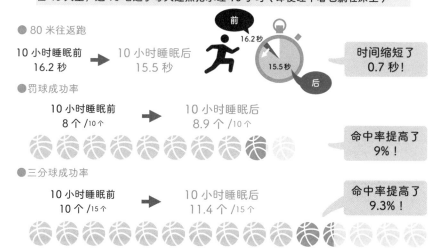

● 80 米往返跑
10 小时睡眠前 16.2 秒 ➡ 10 小时睡眠后 15.5 秒

前 16.2 秒
后 15.5 秒

时间缩短了 0.7 秒！

● 罚球成功率
10 小时睡眠前 8 个 /10 个 ➡ 10 小时睡眠后 8.9 个 /10 个

命中率提高了 9%！

● 三分球成功率
10 小时睡眠前 10 个 /15 个 ➡ 10 小时睡眠后 11.4 个 /15 个

命中率提高了 9.3%！

参考资料：美国斯坦福大学马（Mah）等人的调查结果（2011 年）。

研究表明，睡足 10 小时的运动员成绩
大幅度提高！

6

睡太多也会增加健康风险

| 只改变"量"无法解决睡眠问题，"质"更关键

各种各样的研究表明，长期睡眠不足不仅增加了癌症和生活习惯病的发病风险，还降低了日常工作和生活的效率。

那么，比平均时长睡得多，如睡上 9 小时、10 小时会怎么样呢？相比睡眠时间过长，大家更容易认识到睡眠时间太短带来的问题，但有研究显示，睡眠时间太长也会对健康造成影响。

2002 年，美国圣迭戈大学的丹尼尔·F. 克里普克等人进行了 100 万人规模的调查，结果显示美国人的平均睡眠时间是 7.5 小时。6 年后再对这 100 万人进行跟踪调查，其中平均睡眠时间 7.5 小时的人，在因病去世的人中占比最少。

不仅睡眠时间短（3 ～ 4 小时）的人群死亡率升高，睡眠时间长（9 ～ 10 小时）的人群死亡率也升高，是正常睡眠时长人群的 1.3 倍（见右页上图）。

如果睡太久，生物钟的节奏会被打乱，反而会使我们疲劳，引发头痛等不适症状。**特别是睡眠时长超过 9 小时的人，活动量下降，从而导致罹患肥胖、脑卒中、心脏病等疾病的风险增加**。因此，比起改变睡眠长度，提高睡眠质量更为重要。

睡眠时间太短或太长都不好!

将睡7小时作为基准(单位1),比较不同睡眠时间的相对死亡风险。

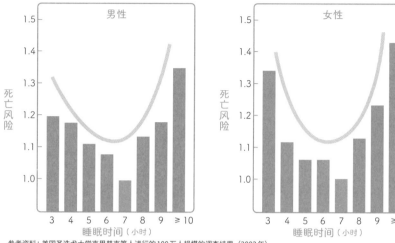

参考资料:美国圣迭戈大学克里普克等人进行的100万人规模的调查结果(2002年)。

睡眠时间太短或太长都会增加相对死亡风险!

"睡太多"的人脑卒中风险增加

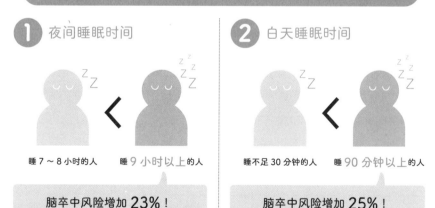

1 夜间睡眠时间

睡7~8小时的人　睡9小时以上的人

脑卒中风险增加 **23%**!

2 白天睡眠时间

睡不足30分钟的人　睡90分钟以上的人

脑卒中风险增加 **25%**!

参考资料:针对约31,750人进行的中国华中科技大学东风-同济队列研究的调查结果(2019年)。

睡眠时间太长会增加脑卒中发病率!

即使经过训练也无法成为
短睡眠者

| 短睡眠是由遗传基因决定的

偶尔会有这样的人，即使睡眠时间短，身体也非常健康，他们的生活没有受到任何影响。这样的人一般被称为"短睡眠者"。

拿破仑和爱迪生每天只睡 3 ~ 4 小时的故事很有名。在现代，也有很多著名的企业家、政治家、艺人睡眠时间很短但依然很活跃。因此"短睡眠者＝成功人士"的印象深入人心，憧憬短睡眠的人也不在少数。但是，即使经过训练也无法成为短睡眠者。

我在美国斯坦福大学曾调研过一对睡眠时长不足 6 小时仍能维持健康的父子，发现这对父子拥有变异的"生物钟遗传基因"。而且，我们在制作出携带相同遗传基因的小鼠模型并对其进行研究时发现，**成为短睡眠者是由遗传基因决定的，他们拥有一种与生俱来的特殊体质。**

一方面，据说携带这类遗传基因的人占比不足全部人群的 1%，真正的短睡眠者可以说是相当罕见的。

另一方面，以提出相对论著称的爱因斯坦是睡眠时长超过 10 小时的长睡眠者，据说这种人占全部人群的 3% ~ 9%。**由此看来，能否成为成功人士似乎和睡眠时间没有直接关系。**

短睡眠者不一定等于成功人士

短睡眠者

长睡眠者

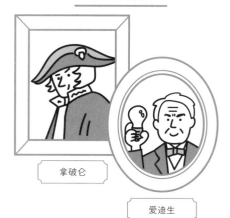

拿破仑

爱迪生

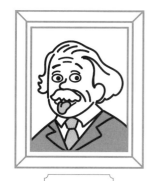

爱因斯坦

少于全部人群的 **1%**

睡眠时间不足 4 小时

占全部人群的 **3% ～ 9%**

睡眠时间超过 10 小时

短睡眠者携带有突变的生物钟遗传基因。
其他人是无法效仿这种生活作息的!

短睡眠者的特点

● 睡眠不足(少于 7 小时)不会导致免疫力低下和疾病风险增加。

● 乐观、精力充沛,擅长处理多重任务。

● 也有人提出他们耐痛,且几乎不受时差影响。

15

8

睡懒觉无法消除睡眠不足

| 累积的"睡眠债务"不能用休息日的懒觉来偿还

睡眠专家把**长期的慢性睡眠不足的状态称作"睡眠负债"**。"负债"这一个词在不经意间流露着消极意义。

如果睡眠负债不断累积，不仅会增加对大脑和身体造成伤害的风险，还会增强人对睡眠的渴求（睡眠压力）。

有的人依靠休息日睡懒觉来弥补平时的睡眠不足，但这只不过偿还了一部分积压的债务而已。换句话说，他们自己没有意识到，他们其实还是过着睡眠负债的生活。

曾经有人做过这样一项研究，以平均睡眠时间为 7.5 小时的健康人为研究对象，确保他们每天有 14 小时待在床上，让他们想睡就睡，3 周后，他们的平均睡眠时间固定在 8.2 小时。研究人员最后得出结论，他们每天有 40 分钟的睡眠负债，要消除全部的睡眠负债得花费 3 周的时间。

此外还需要明确一点，一旦消除了睡眠负债，即使可以睡觉，也不能超出身体必需的睡眠时间，也就是不能进行"睡眠存款"（见右页上图）。

休息日睡懒觉，既不能完全消除平时的睡眠负债，也不能进行睡眠存款。

消除睡眠负债需要花费 3 周时间

我们让 8 位受试者每天在床上度过 14 小时，想睡就睡。

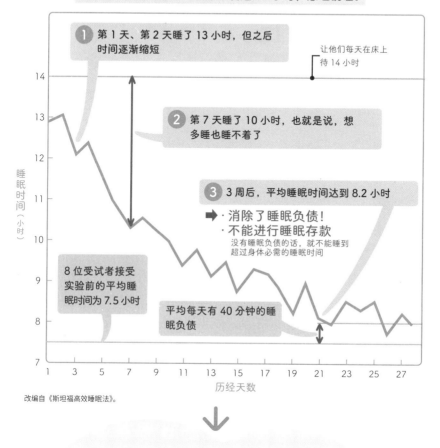

1 第 1 天、第 2 天睡了 13 小时，但之后时间逐渐缩短

让他们每天在床上待 14 小时

2 第 7 天睡了 10 小时，也就是说，想多睡也睡不着了

3 3 周后，平均睡眠时间达到 8.2 小时

➡ ·消除了睡眠负债！
　·不能进行睡眠存款
　没有睡眠负债的话，就不能睡到
　超过身体必需的睡眠时间

8 位受试者接受实验前的平均睡眠时间为 7.5 小时

平均每天有 40 分钟的睡眠负债

睡眠时间（小时）

历经天数

改编自《斯坦福高效睡眠法》。

↓

探究 8 位受试者最合适的睡眠时间

● 平均睡 8.2 小时，就不会积累睡眠负债。

● 消除平均每天 40 分钟的睡眠负债需要花费 3 周。

● 不能进行睡眠存款。

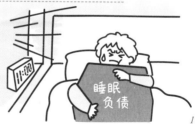

睡眠负债

9

疲劳驾驶比酒后驾驶更危险

| 连本人都没意识到有过"一瞬间的打盹儿"！

在背负着睡眠负债的状态下开车，和摄取酒精、服用药物后开车一样危险。

迄今为止的研究表明，背负睡眠负债时我们的判断力和执行力会下降。这种乍看之下活动正常，甚至本人没有察觉的情况，可能比酒后驾驶更危险。

曾有一项研究以值夜班的医生（如内科医生）和不值夜班的医生（如放射科医生）为对象，比较他们白天的清醒状况，对他们进行精神行为警觉测验，并将研究结果发表在美国睡眠研究学会期刊《睡眠》上。

研究发现，夜班结束后的医生，有过连本人都没意识到的一瞬间的打盹儿（微睡眠）。所谓的微睡眠，是指能从脑电波上读出的睡眠状态，这类脑电波既有不足1秒的瞬间改变，也有持续10秒左右的情况。

夜班结束后的医生的微睡眠最长有4秒左右。但由于大多数都只是一瞬间的短暂睡眠，因此本人都不常注意到。这也正是微睡眠的恐怖之处。

比如说，以60千米/小时的速度开车，在微睡眠发生的4秒内，车子就会前进近70米。所以当我们睡眠不足时，绝对不能开车！

微睡眠的恐怖之处

对受试者进行的精神行为警觉测验：平板电脑画面上会随机出现圆形图案，
在每次出现图案时按下按钮，连续操作5分钟（约90次）。

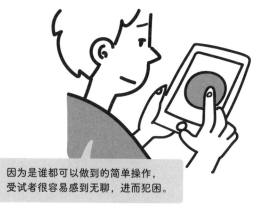

因为是谁都可以做到的简单操作，
受试者很容易感到无聊，进而犯困。

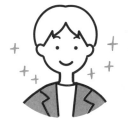

● 不值夜班的医生
　做出正确反应，可以坚持操作到最后。

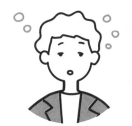

● 夜班结束的医生
　在 90 次操作中，有 3 ～ 4 次接近
　4 秒没有做出反应。

有一瞬间睡过去了！

参考资料：加拿大韦仕敦大学萨克塞纳（Saxena）等人进行的研究（2005 年）。

夜班结束后的医生有接近 4 秒的时间没有反应！
勉强打起精神的大脑仿佛在诉说自己"已经坚持到极限了"。

即使不吃午饭也无法击退下午的睡意

| 有时不吃午饭也会犯困

午饭后过一会儿身体就会疲惫，犯困——这种睡意叫作午后消沉（午饭后消沉）。

据说吃饱后流经消化器官的血流量增加，大脑的血流量减少，所以大脑机能下降，我们才会犯困。但机体总是优先确保供应大脑的血流，所以这个说法不正确。虽然有时我们会因为饱腹感而懒散，但是不吃午饭的时候睡意照样会袭来。

也就是说，下午的睡意不受食物的影响，而是受生物钟（生物节律）（见右页图）的影响。**作为人体生物钟的一种，昼夜节律（生理节律）显示，在白天活动的正中时分（14—16 点）人的睡意会变强。所以，生物钟的机制会让人白天犯困。**

那么，怎样击退午后消沉呢？最有效的方法是逐步增加每天的睡眠时间。

午饭细嚼慢咽或者嚼口香糖等对症疗法同样有效，因为咀嚼能使大脑变得清醒。喝咖啡等含咖啡因的饮料也有帮助。如果出现对症疗法也无法抵抗的强烈睡意，建议你小睡一会儿（见第 112 页）。

午后睡意是生物钟的产物

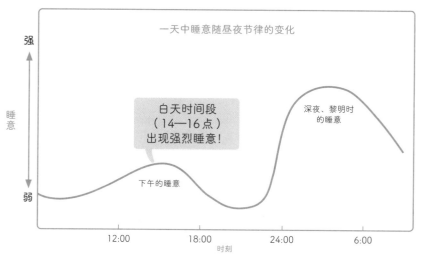

一天中睡意随昼夜节律的变化

白天时间段
（14—16点）
出现强烈睡意！

深夜、黎明时
的睡意

下午的睡意

强

睡意

弱

12:00　　　18:00　　　24:00　　　6:00

时刻

参考资料：以色列理工大学拉维（Lavie）等人进行的研究（1986 年）。

生物钟
＝
生物节律

昼夜节律
（生理节律）
＝
接近 24 小时的周期

昼夜节律（生理节律）是指在生物钟（生物节律）的调控下，人体机能出现与地球自转一致的、以 24 小时为周期的节律变化。

昼夜节律根据生物钟进行调节，是决定睡眠和觉醒时机的重要系统。

➡详细说明见第 48 页

如何击退午后消沉？

●逐步增加每天的睡眠时间。

●注意午饭不要吃太多。

●吃饭细嚼慢咽。

●饮用含咖啡因的饮料。

即使难以入睡，也能够睡得好

| 难以入眠的人往往会把入睡的时间想得更长

入睡潜伏期是指从开始到入睡为止的一段时间。人要持续多久睡不着才会觉得难以入睡呢？

很多年轻人在上床静卧 1 ～ 2 分钟后就进入睡眠状态，但是随着年龄的增长，他们需要更多的时间才能入睡。**自然的入睡潜伏期大概是 5 ～ 15 分钟。**

有的人在关灯 10 分钟后睡不着，就会觉得入睡困难，连续 30 分钟还睡不着就会开始烦躁，产生难以入睡的想法。**睡不着的时候越是意识到难以入睡，越容易产生压力，反而会更加睡不着。最好的应对方法或许就是不要勉强自己睡觉。**

另外，据说睡不着的时候，人对时间流逝的感知，即本人的体感，和实际的时长是有偏差的。因难以入睡而烦恼的人自认为的入睡潜伏期比实际时间要长。

美国斯坦福大学曾招募 10 名健康的年轻人和 20 名意识到自己难以入睡的 55 岁以上的中老年人，分别测量了他们的入睡潜伏期。前者的入睡潜伏期平均为 7 ～ 9 分钟，后者平均为 7 分钟，从结果来看倒不如说中老年人的入睡时间更短。

感觉难以入睡的人，实际上可能会比想象中更早入睡。

睡不着和入睡潜伏期长并不是一回事

研究人员分别测量了健康的年轻人和自认为难以入睡的中老年人的入睡潜伏期……

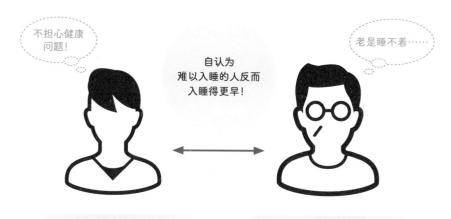

参考资料：美国斯坦福大学千叶（Chiba）等人进行的研究（2018年）。

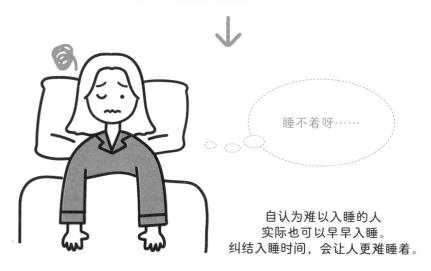

自认为难以入睡的人
实际也可以早早入睡。
纠结入睡时间，会让人更难睡着。

1 天只能修正 1 小时的时差反应

> 通过沐浴阳光来调整时差的效果有限，所以不必在意，好好度过这段时间

时差反应是人乘坐飞机进行短时间长距离移动时所产生的现象。

人的睡眠和体温变化有密切的关系。体温会根据昼夜节律而变化，人在体温下降时会犯困，体温升高时会清醒。

在我们跨越时区的时候，体温仍保持原先所处时区的稳定节律，无法立即和目的地所在的时间同步。这样的话，到了晚上，我们的体温可能依然很高，因而难以入睡，引起头脑昏沉等身体不适症状。这就是时差反应的真相。

生物钟最终会和当地时间同步，但是 1 天只能修正大约 1 小时的时差，如果移动到时差有 7 小时的地方，那么让我们的昼夜节律和当地时间同步则需要花 7 天时间。短期旅行或出差的话，我们在停留期间可能要一直忍受时差反应。

想要尽早消除时差反应，最有效的方法是早上沐浴阳光，好好吃早饭。让身体记住一天的开始，我们就能重置昼夜节律，更加适应当地时间。

尽管如此，时差也不能马上被修正。如果是短期停留，不要在意时差，只需配合重要安排并合理休息，通过小睡等方式调整好身体状态，或许能更充实地度过这段时间。

应对短期海外出差时差反应的方法

平时晚上 11 点睡觉、早上 7 点起床的人，从东京前往旧金山出差时……

对策

东京与旧金山的时差是 +17 小时。

因为这个时差对 24 小时制来说偏差过大，所以修正为 -7 小时。

但是，比起向后方时区移动，向前方时区移动更困难，我们适应当地时间也需要更多时间。

▼

与其勉强倒时差，倒不如避开重要的行程安排，适当小睡一下。

行程安排

❶ 当地时间 第 1 天 19:00 **欢迎晚宴**
❷ 当地时间 第 2 天 11:00 **考察**
❸ 当地时间 第 2 天 15:00 **会议**

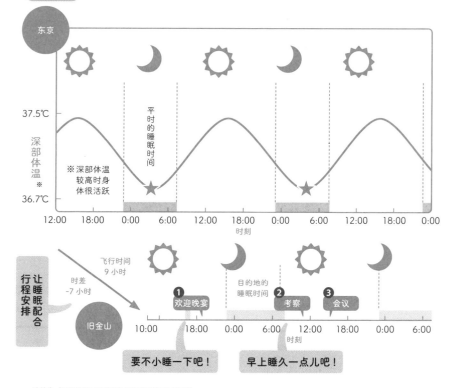

改编自《睡眠障碍：用科学力量攻克现代国民疾病》。

★ 表示的时间段内深部体温低，容易犯困。

通过小睡等方式缓解睡眠压力，可以保持良好的工作状态！

13

早起型和夜猫型，
有时候也会改变

| 虽然遗传是主要因素，但我们也会受到环境影响

人群觉醒类型（从早上开始就活跃的早起型人还是擅长熬夜的夜猫型人）的分布曲线呈山形，是完美的正态分布（见右页上图）。早期型和夜猫型的人分布在曲线两端，有一半左右的人不属于这两种类型，早起型和夜猫型的人各占约 20%，极端类型各占约 5%。

只要比较一个人白天的体温变化，就能判断他是早起型还是夜猫型。**体温变化曲线向平均变化时间前移动的人属于早起，向后移动的人就属于夜猫型，但两者之间最多只相差 2 ~ 3 小时。**

早起型的人，从早上开始体温就会上升，很快会做好觉醒准备，醒来后马上就能开始活动。到了晚上他们的体温急剧下降，容易入睡，入睡时间短是他们的一项特征。

相反，夜猫型的人从傍晚到晚上一直处于体温较高的状态，所以直到深夜还能一直保持充沛的精力。之后，他们在更晚的时间段内降低体温，到了早上，体温最低。早上他们体温上升得慢，清醒得也慢，到中午过后都醒得不太彻底。

虽说极端早起型和夜猫型大多是由遗传决定的，但大多数人除了会受遗传影响，还会受年龄和生活环境等因素影响，因此可以通过一定方式改变自己的觉醒类型。

但是，转变觉醒类型会导致与遗传信息决定的体质不符，所以我不太建议大家这么做。

极端早起型和夜猫型各占约 5%

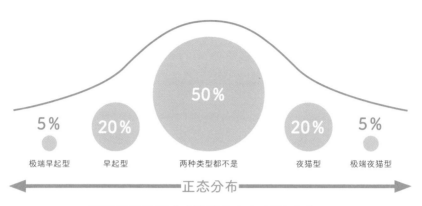

不属于早起型或夜猫型的人占 50% 左右。
只有非常少数的人属于极端早起型或夜猫型。

体温节律决定你是早起型还是夜猫型！

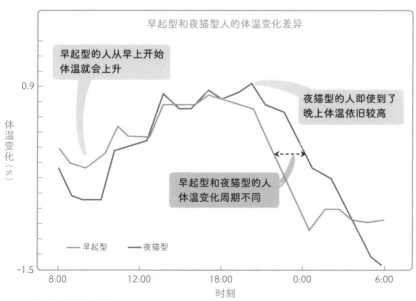

参考资料：德国柏林大学史蒂芬（Stephan）等人进行的研究（1985 年）。

也有研究报道称，和夜猫型人相比，早起型人更能保证睡眠充足，
因此更容易保持健康，不容易生病。

14

如何在想起床的时间就能起床

｜留心起床时间再睡觉就能按时起床

大家每天早上都靠什么方法起床呢，定个闹钟还是让别人叫醒自己？每个人都有适合自己的起床方式。

也有一些不依赖闹钟等外界刺激，在规定的时间就能自然醒的人，这种觉醒方式叫作自我觉醒。自我觉醒的人不仅能心情舒畅地起床，而且白天的清醒度和做事效率也会变高。

研究发现，如果留心第二天的起床时间再睡觉的话，在起床时间的前 1 小时，觉醒所必需的皮质醇就会开始分泌。虽然具体机制尚未明了，但可能是由于我们在睡眠中意识到起床时间后，皮质醇的分泌就会变多。

接近黎明时分，皮质醇的分泌逐渐增加，它是一种使人醒来马上就能活动并调整身体状态的激素。它的分泌是根据生物钟来调节的。

生物钟使我们能够在睡眠中也能把握时间的流逝。也就是说，自我觉醒是人体本就具备的一种自然的力量。

如果受试者没有留意起床时间就睡觉，我们就观察不到觉醒前皮质醇分泌量增加的现象，所以自我觉醒的**关键是本人要强烈意识到计划起床的时间。**

不同条件下，激素分泌量不同

以"每天早上 9 点起床"为入选标准，纳入的受试者被分成 3 个小组，
在不同条件下睡觉和起床。

❶ 自我觉醒条件组

提前告诉受试者"要比
平时起得早，6 点须
起床"后，受试者在次日
6 点自然起床。

❷ 意外条件组

告诉受试者"和平时一样，
在 9 点起床"，次日使受
试者在 6 点起床。

❸ 平常条件组

提前告诉受试者"和平时
一样，在 9 点起床"后，
受试者在次日 9 点
自然起床。

测量睡眠中的促肾上腺皮质激素（促进皮质醇分泌的激素）的分泌量……

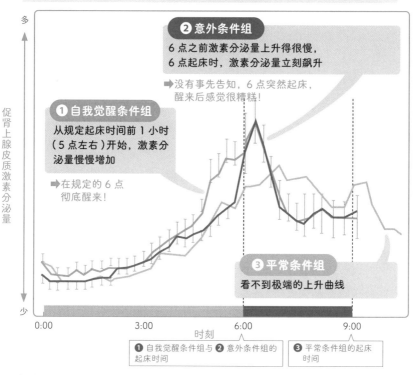

❷ 意外条件组
6 点之前激素分泌量上升得很慢，
6 点起床时，激素分泌量立刻飙升

➡ 没有事先告知，6 点突然起床，
醒来后感觉很糟糕！

❶ 自我觉醒条件组
从规定起床时间前 1 小时
（5 点左右）开始，激素分
泌量慢慢增加

➡ 在规定的 6 点
彻底醒来！

❸ 平常条件组
看不到极端的上升曲线

促肾上腺皮质激素分泌量

多

少

0:00　　3:00　　6:00　　9:00

时刻

❶ 自我觉醒条件组与 ❷ 意外条件组的
起床时间

❸ 平常条件组的起床
时间

参考资料：比利时布鲁塞尔自由大学施佩特 - 施瓦尔贝（Späth-Schwalbe）等人进行的调查（1992 年）。

如果"明天想在特定的时间起床"，
就在入睡时努力地想着这个起床时间吧！

熊会冬眠，那么人应该也可以冬眠吧

长久以来，冬眠一直被认为是一种睡眠模式。

20世纪90年代，美国斯坦福大学的研究人员通过观察金花鼠类发现，如同睡眠剥夺一般，冬眠时间越长，睡眠压力越高，它们在冬眠过后反而会进入长时间的深睡眠。也就是说，我们可以认为冬眠是和睡眠完全不同的一种代谢/觉醒状态。

但是一直以来，冬眠的机制尚未明了。我们人类不管外界温度高低，都会维持37℃左右的体温，即使睡着了也会消耗很多能量。而另一部分像熊那样的哺乳动物，在冬天找不到食物的时候，就会降低体温，使自身处于低代谢状态，身体具备了冬眠的机制。通过这种机制，熊可以凭借较少的能量在长达3～4个月的时间里生存下来。

日本筑波大学和日本理化学研究所的一项基于小鼠模型的研究表明，如果刺激大脑的下丘脑神经元细胞群（Q神经），小鼠的体温和代谢会持续下降好几天，小鼠会处于接近冬眠的状态。小鼠会根据外界的情况，自发呈现出伴随着低代谢的行动迟钝的麻木状态（迷你冬眠）。因此，刺激Q神经可能会引起小鼠冬眠。

那么，人类呢？从发掘出的远古时代的骨骼的生长状况来看，人类在很久以前应该也会冬眠（确认了骨骼的成长休止状态）。现在来看，人类也能冬眠绝对有助于往返需要400天的火星等地的太空旅行，人类能在宇宙中旅行的时代或许离我们并不远了。

西野精治

参考资料：TAKAHASHI T M, SUNAGAWA G A, SOYA S, et al. A discrete neuronal circuit induces a hibernation-like state in rodents [J]. Nature, 2020, 583(7814): 109–114.

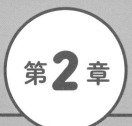

第2章

这样就明白了！
睡眠的科学机制

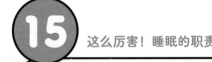

让大脑好好休息，保养身体

| 深度 NREM 睡眠期是大脑的休息时间

为了拥有优质睡眠，在学习了第一章介绍的知识之后，我们最好将它们变成习惯。

话说回来，人为什么要睡觉呢？

对大鼠进行睡眠剥夺实验一周后，大鼠会出现毛发脱落、体温下降等现象，最后因感染而死亡。人类在这种情况下虽然不会马上死亡，但如果睡眠不充足的话，判断能力就会下降，健康状况也会变差。

睡眠对于健康生活是不可缺少的，特别是在以下 5 个方面承担着重要职责（作用）：

① **让大脑好好休息，保养身体。**

② **调节自主神经和激素水平的平衡。**

③ **整理记忆，使之牢固。**

④ **增强免疫力，提高抵抗力。**

⑤ **清除大脑代谢物。**

首先介绍睡眠的第一项职责。以前人们认为"睡眠＝单纯的休息"，但是在了解到 REM 睡眠期大脑比较活跃之后，我们就会知道，睡眠时大脑并非一直处于"完全断电"的状态，而是处在有事情马上就能启动的"怠速模式"。**因为大脑只有在深度 NREM 睡眠期才会休息（见右页下图）。**

深度 NREM 睡眠是大脑的休息时间

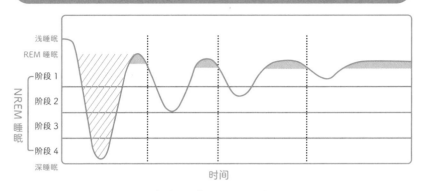

NREM 睡眠根据深度不同可分为 4 个阶段。

甚至每个阶段的脑电波都在变化！

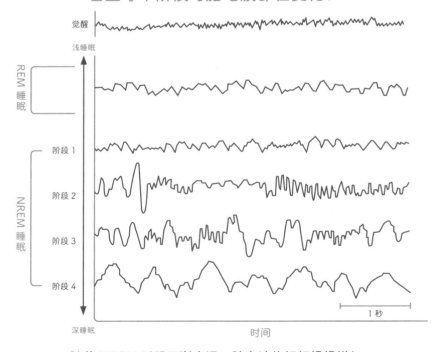

随着 NREM 睡眠逐渐变深，脑电波的振幅慢慢增加。
而 REM 睡眠期的脑电波接近觉醒时的脑电波，活动比较活跃。
为了让大脑好好休息，拥有一定深度的 NREM 睡眠是很有必要的！

调节自主神经和激素水平的平衡

| 睡眠将自主神经调整成放松模式！

自主神经 24 小时不停歇地对以心脏为首的内脏的功能以及体温、代谢等功能进行调节。自主神经包括交感神经和副交感神经，机体根据所处的时间段和机体活动情况，来决定哪一方以 30% 的优势占主导地位。

交感神经占主导地位时，心跳和肌肉的运动变得活跃，血压上升，大脑和身体都会处于兴奋状态。而副交感神经占优势时，血压下降，心跳和呼吸也会变得平稳。

在健康状态下，白天自主神经处于活动模式，交感神经占优势，饭后和睡眠时自主神经处于放松模式，副交感神经自然处于占优势的状态。但是，现代人由于生活充满压力，情绪紧张，交感神经总是占主导地位，大脑和身体都容易疲劳。

睡眠承担着削弱交感神经活跃程度、助力副交感神经的职责，我们要好好利用这个机制。

睡眠和激素的关系也非常密切。在深度 NREM 睡眠中，促进代谢和身体生长的激素（生长激素）的分泌变得格外旺盛（见右页上图）。在进入深睡眠后，人体立即开始分泌与生殖和母性行为有关的泌乳素，在睡眠的后半段它的分泌量会增加。合理的睡眠有助于保持体内激素平衡。

最初的 NREM 睡眠期是生长激素分泌的关键时期

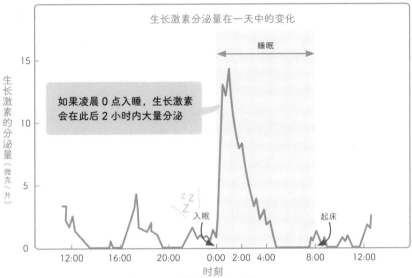

改编自布鲁塞尔自由大学范库福尔登（Van Coevorden）等人的图（1991 年）。

· 在 NREM 睡眠的第一个周期，生长激素分泌量占全部的 70% ~ 80%。
· 生长激素的分泌量会随睡眠状态变化，而不随时间段变化。

如果在 NREM 的第一个周期中，睡眠质量改善，
人体会更容易分泌生长激素！
因此，有固定的睡眠时间很重要。

如果缺乏生长激素……

● 胆固醇升高。

● 骨质疏松，易骨折。

● 肌肉量减少。

● 体力下降。

● 皮肤粗糙。

以上几类健康风险会增加！

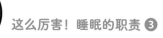

这么厉害！睡眠的职责 ❸

整理记忆，使之牢固

｜深度 NREM 睡眠和 REM 睡眠会消除令人不快的记忆

每天都有大量的信息涌入我们的大脑。我们不可能记住所有信息，所以要区别需要记住和需要忘记的内容，只把重要的信息作为"记忆"保留下来。

记忆的处理会经历各种各样的过程，每个睡眠阶段都与记忆的保留或消除有关。

新的记忆进入大脑的海马后会被逐一整理，在大脑皮质变成旧的记忆，接着被保留下来。**从海马向大脑皮质传达信息的过程是在入睡后最初阶段的深度 NREM 睡眠期进行的。用身体记住的记忆（程序记忆），如骑自行车和其他运动技术的学习记忆等则在较浅的 NREM 睡眠期进行巩固。**

为了能随时顺利地唤起记忆，大脑会在 REM 睡眠期把经历过的事情和以前的记忆联系起来，我们可以认为这是在整理记忆。

此外，为了不被消极情绪所束缚，遗忘也是很重要的事情。**遗忘被认为是在入睡后最初阶段的深度 NREM 睡眠期进行的，但是最近的研究表明遗忘也会发生在 REM 睡眠期（见右页上图）。**

像这样整理和巩固记忆的过程，会贯穿整个睡眠过程。当我们完成学习和体育训练之后，一定要好好睡觉，帮助大脑更好地保留记忆。

记忆的处理方式随睡眠深度的变化而变化

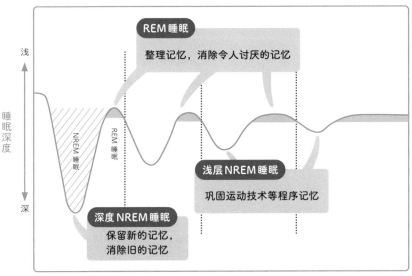

改编自《斯坦福高效睡眠法》。

好好睡一觉，把看到的、听到的、学到的内容，
作为记忆巩固起来！

梦是记忆的传输吗

巩固记忆的主要路线是从海马到大脑皮质。

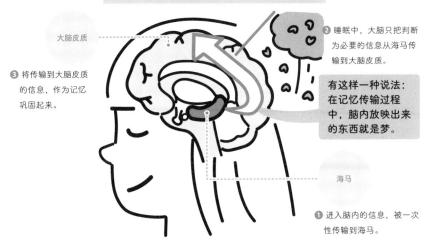

❷ 睡眠中，大脑只把判断
为必要的信息从海马传
输到大脑皮质。

有这样一种说法：
在记忆传输过程
中，脑内放映出来
的东西就是梦。

❸ 将传输到大脑皮质
的信息，作为记忆
巩固起来。

大脑皮质

海马

❶ 进入脑内的信息，被一次
性传输到海马。

增强免疫力，提高抵抗力

| 一种叫作细胞因子的生物活性物质可以发出让身体休息的指令

一些研究表明，短时间的睡眠剥夺能激活交感神经，提高免疫力。但是正如第 2 页提到的，睡眠不足会导致免疫力低下。

这是由于免疫力和激素相关，睡眠不足会导致激素水平紊乱，激素就不能正常地发挥作用了。

如果缺少最初的 NREM 睡眠，与代谢相关的生长激素的分泌量就会骤减，影响受损细胞的修复，导致机体免疫力下降，使得我们的身体容易被细菌和病毒入侵。

患感冒时我们会发热、不适并犯困，这正是免疫系统在正常运作的证明。

一旦病毒入侵机体，接收到信号的免疫细胞就会向其他免疫细胞释放一种叫作细胞因子的生物活性物质，细胞因子随之发出指令。于是，接收到指令的细胞便会开始攻击受病毒感染的细胞。

这时候，细胞因子发出一系列指令，让免疫细胞充分发挥作用，与病毒战斗，同时让体温升高，让身体休息。正因为如此，我们才会发热、犯困。为了使身体正常发挥免疫功能，我们需要充足的睡眠。

免疫系统的管理机制

免疫细胞各司其职。
细胞因子可以传递信息。

细胞因子
是免疫细胞分泌的生物活性物质，是一种蛋白质。生物活性物质有调节身体机能的作用。

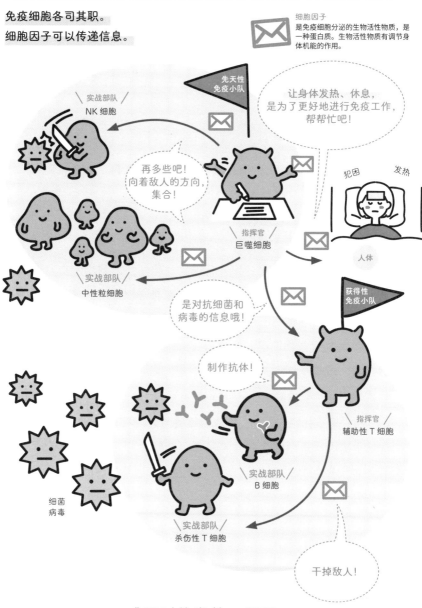

感冒时的发热、犯困
正是身体免疫系统在努力工作的证据。

清除大脑代谢物

| 大脑类淋巴系统可以预防阿尔茨海默病？

构成人体的 37 万亿个细胞能各自进行代谢，随之产生代谢物。这些细胞中的代谢物会通过淋巴组织等排出。

据说，成人的脑部质量为 1200 ～ 1400 克，连体重的 2% 都不到，但由于几乎无休止的活动，消耗的能量约占全身消耗量的 18%。

大脑代谢活跃，会产生很多代谢物。**但是，大脑内没有淋巴组织处理代谢物。大脑代谢物在大脑内通过脑脊液循环流动而被带走。这项功能有赖于大脑类淋巴系统。**

因为大脑代谢物的清除主要是在睡眠中进行的，所以如果长时间睡眠不足，就无法彻底清除代谢物，从而导致代谢物在脑内蓄积。

其中有一种蛋白质（β - 淀粉样前体蛋白）的代谢物，即 β - 淀粉样蛋白，会逐渐在大脑内蓄积，形成老年斑，这是阿尔茨海默病的病因。

β - 淀粉样蛋白的沉积并不是从老年阶段开始的，早在阿尔茨海默病症状出现之前的 20 年这种沉积就已经开始了。年轻时长期睡眠不足会增加阿尔茨海默病的发病风险。

睡眠时大脑处于强力清洁的阶段

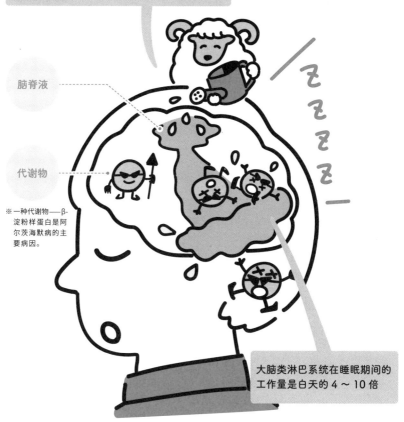

脑脊液清洗并带走大脑代谢物的系统叫作大脑类淋巴系统

脑脊液

代谢物

※一种代谢物——β-淀粉样蛋白是阿尔茨海默病的主要病因。

大脑类淋巴系统在睡眠期间的工作量是白天的 4 ～ 10 倍

· 脑脊液通过大脑类淋巴系统流入脑内，带走代谢物。
· 睡眠期间，代谢物的排出量会增加。

充足的睡眠可促进大脑代谢物的清除，
有助于预防阿尔茨海默病！

当心！睡眠也有负债

| 长期睡眠不足，陷入睡眠负债

专家们把睡眠不足称为睡眠负债。

人类需要一定的睡眠时间，如果实际睡眠时间短于必需时长的话，睡眠不足的部分就会积累起来。也就是说，这会产生睡眠债务。

睡眠负债是美国斯坦福大学睡眠研究所的创始人——威廉姆·C. 德门特教授从 20 世纪 90 年代开始使用的概念。

和容易弥补的"不足"一词有所不同，"负债"这一概念强调并警示了它会在我们不经意间不断膨胀的特性。

美国宾夕法尼亚大学曾做过关于睡眠负债的研究。研究表明，"**每天睡 6 小时，持续 10 天，受试者的专注力和注意力跟通宵 1 天的状态差不多，如果每天只睡 4 小时，持续 2 周，受试者的状态会衰弱到和通宵 3 天差不多的水平**"。

虽然通宵以后我们会因为疲劳和睡意而意识到自己能力下降，但是仅拥有 4 小时或 6 小时睡眠时，我们却未必能意识到大脑机能在衰退（见右页图）。

微不足道的睡眠不足不断累积，让我们不知不觉地陷入了巨大的睡眠负债中。睡眠负债无法被我们察觉，这正是它的可怕之处。

意识不到睡眠不足会引起失误

将 48 位 21 ~ 38 岁的健康受试者
分成 4 个小组，观察他们注意力、专注力的差别。

A　连续通宵 3 天

B　连续 2 周
每天睡 4 小时

C　连续 2 周
每天睡 6 小时

D　连续 2 周
每天睡 8 小时

比较 ⒶⒷⒸⒹ 四组人群的失误量……

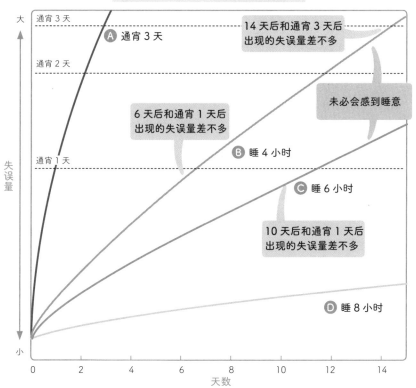

参考资料：美国宾夕法尼亚大学范东恩（Van Dongen）等人进行的调查（2003 年）。

慢性睡眠不足会造成和通宵同等程度的能力下降，
而且我们很难判断这种问题是由睡眠不足导致的。

了解理想的睡眠模式

| NREM 睡眠和 REM 睡眠会循环往复 4～5 次

随着夜晚的到来，促进睡眠的激素——褪黑素的分泌量一点点增加，体温、血压、脉搏下降，我们自然就会犯困。而且，起床 14～16 小时后，睡眠压力（想睡的欲望）也会充分提高，所以通常情况下，很多人在上床后闭上眼睛，过 10 分钟左右便能入睡。

入睡后睡眠程度会阶段性地变深，直至进入最初的深度 NREM 睡眠。这时候波形较大的脑电波慢慢出现，因此这一阶段也被称为慢波睡眠。NREM 睡眠按深度分为 4 个阶段，最初阶段的 NREM 睡眠最深，在一定程度上会持续很长时间（脑电波的详细说明见第 33 页）。

在 NREM 睡眠后出现的就是 REM 睡眠。虽然 REM 睡眠期大脑和清醒时一样工作，但是因为身体在睡觉，所以肌肉处于松弛状态，几乎不会活动。在这之后，NREM 睡眠和 REM 睡眠会以一定周期循环往复地出现，直至迎接清晨的到来。在正常的睡眠模式下，NREM 睡眠深度会逐渐变浅，REM 睡眠期则会慢慢变长（见右页上图）。

随着黎明的到来，有觉醒作用的激素——皮质醇分泌增加，体温、血压、脉搏上升，身体也会做好起床的准备。按照这样的健康睡眠模式睡觉，我们就能够自然地起床。

早晨能起床的原因在于睡眠深度变浅

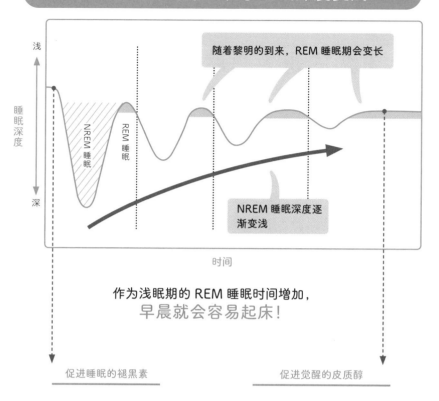

随着黎明的到来，REM 睡眠期会变长

浅

睡眠深度

深

NREM 睡眠

REM 睡眠

NREM 睡眠深度逐渐变浅

时间

作为浅眠期的 REM 睡眠时间增加，
早晨就会容易起床！

促进睡眠的褪黑素

促进觉醒的皮质醇

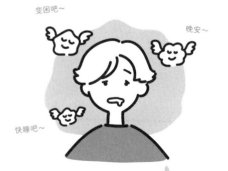

变困吧~

晚安~

快睡吧~

天色变暗时，褪黑素分泌量开始增加，促进自然睡眠。夜间睡眠期间，褪黑素分泌量会达到峰值

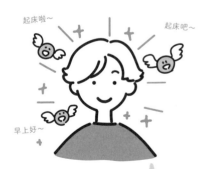

起床啦~

起床吧~

早上好~

从睡眠到黎明觉醒，皮质醇分泌量缓慢增加，起床后会短暂地大量分泌。它让身体觉醒并为白天的活动做好准备

22

重要的是入睡后 "最初的 90 分钟"

| 与其延长睡眠时间，倒不如提高睡眠质量

要想睡个好觉，我们最需要注意的是入睡后的第一次 NREM 睡眠。刚睡着时出现的 NREM 睡眠，大约持续 90 分钟，这类睡眠占据了整个睡眠周期的大部分。

在这段时间里好好睡一觉的话，其余阶段的睡眠质量也会变好。**我将入睡后最初的 90 分钟称为 "黄金 90 分钟"。**

入睡后，睡眠深度会慢慢加深，我们会从交感神经占优势的状态逐渐过渡到副交感神经占优势的状态，大脑和身体都能得到放松。自主神经功能一旦协调，激素平衡也会随之改善。

其中，在最初的 NREM 睡眠期，与人体生长密切相关的生长激素的分泌量可占睡眠时总分泌量的 70% ~ 80%。但是，如果在最初的 90 分钟里没有出现高质量 NREM 睡眠的话，生长激素的分泌量会大幅度减小。

另外，入睡时积累的睡眠压力会在最初的 NREM 睡眠中释放，此后的睡眠模式也会随之调整。

一晚上，NREM 睡眠会重复出现 4 ~ 5 次，但第二次及其后出现的 NREM 睡眠深度都不及第一次。也就是说，如果最初的 90 分钟是又浅又短的 NREM 睡眠，那之后的睡眠也会受到影响，不管我们睡多久，都会醒得不够彻底。

最初的 NREM 睡眠被破坏，睡眠质量就会变差！

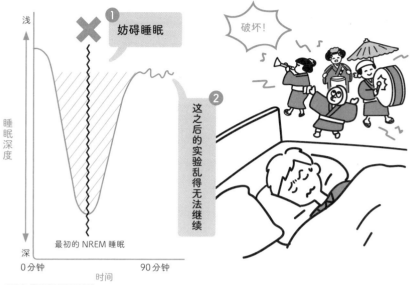

改编自《斯坦福高效睡眠法》。

"最初的 90 分钟"决定了整体的睡眠质量！

睡眠质量比睡眠时间更重要

晨起时身体状况好坏，是检测睡眠质量的晴雨表。

8 小时睡眠 & 最初的 90 分钟 ✖　　　6 小时睡眠 & 最初的 90 分钟 ✔

＼ 醒得不彻底…… ／　　　　　　　＼ 清爽地起床！ ／

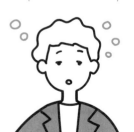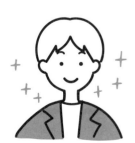

如果最初的 90 分钟睡眠质量高，
哪怕只睡 6 小时，彻底清醒的可能性也很高！

生物钟支配睡眠和觉醒

| 生物钟会产生偏差，但可以被清晨的阳光复位

地球上大部分生物都有自己独特的生物钟。各种生理现象都会配合地球自转，形成变动的生物节律。

生物节律的单位有很多种，从秒到年，<u>而与人体各种生理功能关系最密切的是以日为单位的昼夜节律（生理节律）。</u>

睡眠受到随昼夜节律变化的体温和激素的影响，同时被维持机体稳定的恒常性（稳态）（见右页上图）所调节。

但是，人的昼夜节律一个周期约为 24.2 小时，比地球自转一周的时间要长，放任不管的话就会逐渐向后偏移。

光能修正这个节律偏差。控制生物钟的中枢位于脑内下丘脑的视交叉上核，它可以向全身细胞的"时钟基因"发送指令。**早上的阳光能有效地修正这个偏差。当视网膜感知到晨光时，信息就会传到视交叉上核，随后生物钟被复位，地球自转时间与昼夜节律的偏差也被修正。**

因此，我们起床后可以先沐浴晨光，调整生物钟，然后再以愉快的心情开始新的一天吧。

恒常性和昼夜节律掌管着睡眠和觉醒

恒常性 = 稳态

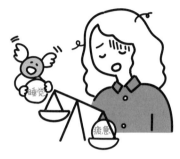

昼夜节律

恒常性起到维持身体状态的作用。
例如，如果疲劳过度、长时间处于
清醒状态的话，人就会犯困。

昼夜节律是生物钟的机制之一。
以约 24 小时为周期的节律使人觉醒
或困倦。

控制生物钟的中枢位于大脑的下丘脑

与体温和激素分泌密切相关的
生理节律的"司令塔"

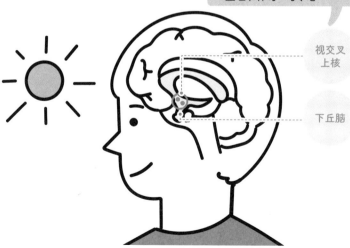

视交叉
上核

下丘脑

沐浴阳光可以重置生物钟，
修正地球自转时间与生物钟之间的偏差！

睡眠过度和失眠之间
不可思议的关系

因为失眠，所以睡眠过度，而白天睡太多又会导致失眠

在日本，大约有 20% 的成年人存在睡眠问题。所谓睡眠障碍，是指从睡眠异常到有碍生活的一组状态的总称，但症状和病因有很多种。下面介绍一下失眠和睡眠过度。

一般说到睡眠障碍，我们总是先想到难以入睡的状态，比如入睡困难（入睡障碍）、夜间多次醒来（中途觉醒）、过早醒来（早期觉醒）、没有熟睡感等。这些都是失眠的症状，大多数情况下失眠者自身也能察觉到。

另外，由于白天积累的强烈困意而导致我们无法起床的睡眠过度也和失眠一样常见。其中最常见的是由睡眠呼吸暂停综合征导致的睡眠过度。睡眠期间时不时出现呼吸暂停，会让人出现觉醒反应而无法熟睡，白天就会产生困意。睡眠呼吸暂停综合征最常见的症状就是白天产生困意。

虽然失眠和睡眠过度被归类为不同的疾病，但实际上它们十分相似。**由于睡眠过度和白天不当的生活习惯，晚上失眠就显得不稀奇了。**

不仅是失眠，"困得不得了"也是睡眠障碍的一种。如果有这种症状，可以去医院就诊。

睡眠障碍可以分为七大类

《睡眠障碍国际分类》（第 3 版）（ICSD-3）将睡眠障碍分为七大类。

失眠

睡不着，睡不好

中枢嗜睡性疾病

睡眠过度，如
发作性睡病

**睡眠相关
呼吸障碍**

睡眠中多次
发生呼吸暂停，
产生觉醒反应

**睡眠-清醒昼夜
节律障碍**

不能在合适的
时间睡眠、起床

异态睡眠

在睡眠期间
出现异常行为，
如睡行症等

**睡眠相关
运动障碍**

腿部发痒、发烫，
睡不好

其他睡眠障碍

伴随睡眠
出现的头痛和
癫痫发作等

老年人更容易失眠

失眠也有各种各样的形式。

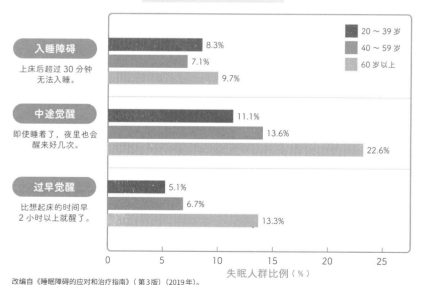

入睡障碍

上床后超过 30 分钟
无法入睡。

8.3%
7.1%
9.7%

中途觉醒

即使睡着了，夜里也会
醒来好几次。

11.1%
13.6%
22.6%

过早觉醒

比想起床的时间早
2 小时以上就醒了。

5.1%
6.7%
13.3%

20～39 岁
40～59 岁
60 岁以上

失眠人群比例（%）

改编自《睡眠障碍的应对和治疗指南》（第 3 版）（2019 年）。

年龄不同，从入睡到起床的过程中，出现的问题也有所不同。
这些症状不仅会单独出现，还会同时出现。

可怕的睡眠呼吸暂停综合征

｜出现打呼噜和白天的倦怠感才会意识到这个疾病

在睡眠障碍中，有一类疾病近年来发病率增加，它就是被称为21世纪现代病的"睡眠呼吸暂停综合征（SAS）"。这是一种在睡眠期间时不时出现呼吸暂停的疾病，被归类为睡眠相关呼吸障碍。

在睡眠期间，我们的气道和舌头周围的肌肉松弛无力。这时，如果舌头后坠堵住了气道，就会导致呼吸暂停，令人十分痛苦。

并且，每次出现呼吸暂停的时候，我们会因为缺氧而努力吸入氧气，反复觉醒，最后陷入慢性睡眠不足的状态。最终导致我们白天困意强烈，判断力和专注力下降，从而影响生活。

长期患有睡眠呼吸暂停综合征的患者会并发高血压、糖尿病等生活习惯病，进一步恶化的话会使脑卒中、心肌梗死等直接危及生命的疾病的发病风险明显增加。**甚至有数据显示，如果不进行治疗，约有40%的患者会在8年内死亡，令人震惊。**

这类患者经常鼾声如雷，需要被家人或者同睡者提醒后才能意识到。

因为自己很难发现此疾病的发生，所以如果白天有困意不断、倦怠等明显的症状，建议寻求医生的诊断与治疗。

性命攸关的睡眠呼吸暂停综合征

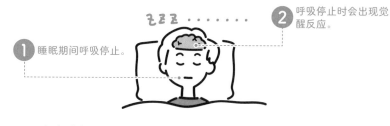

1 睡眠期间呼吸停止。

2 呼吸停止时会出现觉醒反应。

患者夜间反复觉醒，最后陷入慢性睡眠不足的状态。

· 白天患者的睡意强烈，判断力和专注力下降。
· 长期患有睡眠呼吸暂停综合征会导致患者高血压和糖尿病的发病风险增加，进一步恶化的话还会引发脑卒中、心肌梗死！

如果有明显的症状请尽快接受诊疗

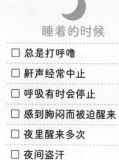

睡着的时候

☐ 总是打呼噜
☐ 鼾声经常中止
☐ 呼吸有时会停止
☐ 感到胸闷而被迫醒来
☐ 夜里醒来多次
☐ 夜间盗汗
☐ 多次因为尿意而醒来

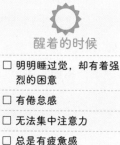

醒着的时候

☐ 明明睡过觉，却有着强烈的困意
☐ 有倦怠感
☐ 无法集中注意力
☐ 总是有疲惫感
☐ 早上起床时仍感到疲劳
☐ 比 20 岁时重了 10 千克以上

有 3 条以上症状的人要注意了！请尽快去医院就诊！

虽然在大众印象里，肥胖男性易得这类病，
但其实不管男女、胖瘦，都有可能得这类病。
切记不能随意地判断！

出人意料！有这么多不为人知的睡眠障碍

｜体内节律紊乱，睡眠期间身体随意活动

睡眠－清醒昼夜节律障碍——不能在合适的时间起床、睡觉，是体内的睡眠觉醒节律（生物钟）与地球的明暗（昼夜）循环不一致时出现的睡眠障碍。

自身或者外部的因素都可能导致这种障碍。例如，换班工作（白班和夜班交替）使员工必须根据工作时间强行改变睡眠时间。这样生物钟就会紊乱，不恰当的入睡和起床时间导致员工白天工作效率低下，身体状况不佳。虽然生物钟通常会被早上的阳光复位，但是如果这些人持续过不规律的生活，生物钟就很难再被修正。

异态睡眠是指睡眠中出现身体随意活动等症状的睡眠障碍，包括NREM睡眠期间发生的睡行症、睡惊症等，夜尿、磨牙、噩梦也在其中。这种睡眠障碍常见于儿童，并在患者年龄增长以后会有所改善。老年人多出现REM睡眠阶段的睡眠行为障碍，在REM睡眠期间身体会做出与梦境有关的行为，有时很危险。

睡眠相关运动障碍还包括因为腿部发痒等不适感而难以入睡的不宁腿综合征等。

如果这些症状和身体状态一直没有改善，建议咨询专科医生。

睡眠 - 清醒昼夜节律障碍

指由于生物钟的节律出现偏差，导致患者不能在适当时间段入睡的睡眠障碍。
除因为工作时间段（日班和夜班）变换引起的睡眠障碍外，还有以下几种类型。

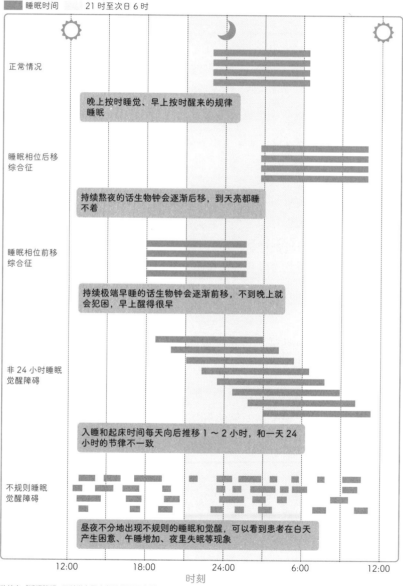

改编自《睡眠障碍：用科学力量攻克现代国民疾病》。

睡眠不足是万病之源

┃肥胖、生活习惯病、癌症的发病风险增加

低质量的睡眠和慢性睡眠不足，不仅会让我们在白天产生困意，降低判断力和免疫力，还会对激素的分泌和自主神经功能产生负面影响。

例如，与食欲有关的激素分泌异常，我们会容易发胖，如果进一步恶化，则会引起糖尿病和高血压等生活习惯病，甚至增加心肌梗死、脑血管疾病、癌症的发病风险。

除此之外，患上抑郁症等精神疾病的风险也会增加。

据说在日本，有近 30% 的员工从事轮班工作。**不规律的工作模式容易使睡眠紊乱。**为了稍微改善这样的状况，一些企业将轮班安排调整成适配生物钟的时间，将生物钟向后调整，这样更容易和上班时间保持一致。

比如，像护士那样"三班倒"的工作，按照"日班→准夜班→夜班"的顺序，一天一天地向后错开排班。比起随机轮班，这种轮班制更能减轻身体负担。当然，生物钟适配上班时间的操作难易度因人而异，并不是谁都能顺利适应的。

不过就算职业不同，睡眠也不应该出现差异。任何工作都需要保证人们拥有充足的睡眠。

值夜班的人容易出现睡眠问题！

调查了上日班的人和上夜班的人出现睡眠障碍的比例……

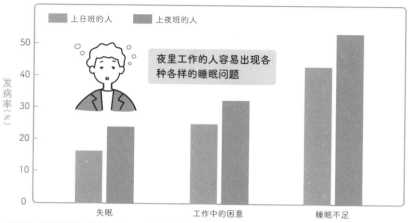

参考资料：美国威斯康星大学吉文斯（Givens）等人对1,593人进行的威斯康星健康调查（2016年）。

夜间工作的人要特别注意睡眠障碍！

值夜班会使糖尿病的发病率增高！

分别调查了夜班较多的护士和只上日班的护士的 2 型糖尿病发病率……

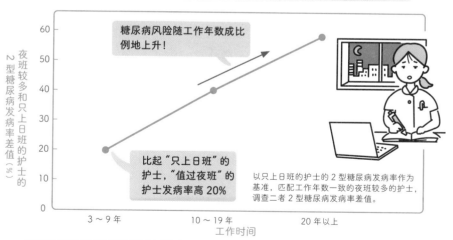

参考资料：美国哈佛大学公共卫生学院舍尔哈默（Schernhammer）等人进行的护士健康调查（2015年）。

不规律的睡眠循环会导致各种疾病发病风险增加！

28 睡眠不足会产生对消极情绪的过度反应

｜睡眠不足会引发急躁情绪，消除快乐感觉

如果睡眠持续不足的话，人就会变得焦躁不安，容易发怒。

以 20 多岁的健康年轻人为研究对象，让他们分别"连续 5 天每天睡 8 小时"和"连续 5 天每天睡 4 小时"之后，再看各种表情的人物画像，并观察他们的脑活动情况。**结果表明，睡眠时间短的人，看到恐怖、愤怒等不愉快的表情时，容易感到不适和不安（见右页图）。**

为了不让情绪失控，大脑中的前扣带回皮质和杏仁核会及时制动。但是，人在睡眠不足的状态下很难做到。

如果你发现自己因周围人的一些细微的言行而感到不舒服或烦躁，可能就是由于睡眠不足。有报道称，即使仅有 2 天睡眠不足，人的情绪也会很容易失控。

另外，挪威科技大学的研究报告（2020 年）指出，**睡眠减少，第二天早上的积极情绪就会减少。**积极情绪的缺乏，和抑郁症等心理疾病都有关。质量好的睡眠不容易让人产生焦躁情绪，还会使心情变好。看来，想要拥有更好的生活，优质睡眠是不可或缺的。

睡眠不足使人对消极情绪过度反应

让 14 位健康的成年男性……

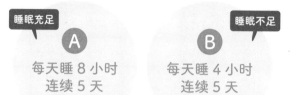

睡眠充足
A
每天睡 8 小时
连续 5 天

睡眠不足
B
每天睡 4 小时
连续 5 天

在 2 周内，分别体验 Ⓐ 和 Ⓑ 两种睡眠方式。

Ⓐ 和 Ⓑ 结束后，分别让他们看 48 张显示器上的图像，
包括男女的"恐怖的表情""幸福的表情""普通的表情"等，
通过"功能磁共振成像设备（fMRI）"观察其脑活动的变化。

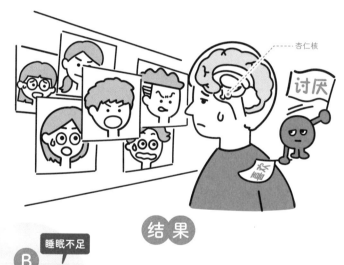

睡眠不足
B
每天睡 4 小时
连续 5 天

· 看到"恐怖的表情""生气的表情"时判断喜恶的
杏仁核的活动量会增加。
· 看到"幸福的表情"时杏仁核的活动量没有变化。

参考资料：日本国立精神·神经医疗研究中心本村等人进行的实验（2013 年）。

↓

睡眠不足的时候，人更容易对消极情绪产生反应。

爱睡觉的孩子大脑发育好

｜大脑里新的神经回路是在睡眠期间构筑的

刚出生的婴儿，基本上一直在睡觉，这叫作多相睡眠，即不分昼夜地反复睡觉和觉醒。出生后 28 天的婴儿每天要睡大约 16 小时。和大人不一样，婴儿的 REM 睡眠时长相当长，深度 NREM 睡眠时长也很长（见右页上图）。

婴儿的大脑一边接受各种各样的外界刺激，一边逐渐形成脑内的神经回路（突触连接），并清除掉不需要的东西，持续发育。这些脑活动主要在 REM 睡眠期进行。从大脑发育的观点来看，婴幼儿时期的睡眠是非常重要的。

之后，随着身体的成长，孩子清醒的时间逐渐延长，到了 6 岁左右，他们能在白天活动 14 ～ 15 小时。到小学毕业的时候，他们就建立了和大人一样的睡眠模式。

如果孩子**在睡眠不足的状态下成长的话，大脑的发育会受到不良影响。**实际上，睡眠不足的孩子出现了和注意缺陷多动障碍（ADHD）以及学习障碍（LD）的孩子一样的症状。

近年来，由于网络的普及等因素，孩子睡眠不足的问题逐渐显现。保证孩子的充足睡眠成为当今社会的一项重要任务。

婴儿熟睡有利于大脑的发育

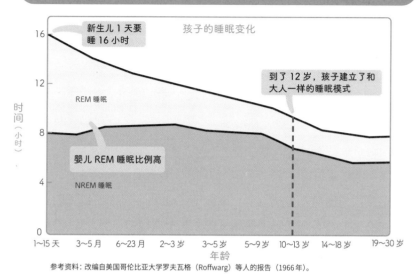

参考资料：改编自美国哥伦比亚大学罗夫瓦格（Roffwarg）等人的报告（1966年）。

据说新的神经回路（突触连接）是在睡眠中形成的，所以婴儿才会睡得香！

一生之中，睡眠时间构成都在不停地变化

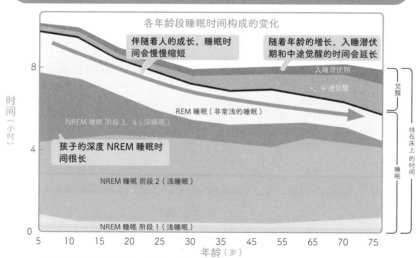

参考资料：改编自美国哥伦比亚大学罗夫瓦格（Roffwarg）等人的报告（1966年）。

充足的睡眠时间、大量的 REM 睡眠、优质的 NREM 睡眠
对孩子的突触发育与学习能力的培养很有帮助。

30 为什么老年人总是早起呢

｜生物钟提前，睡眠也会变浅

老年人总是早睡早起，与年轻时相比，睡眠有变浅的倾向。

这是因为随着年龄的增长，老年人的生物钟产生了很大的变化。**体温和激素分泌等与睡眠密切相关的生理节律提前，因此生物钟也向前调整。**

同时，老年人控制睡眠周期的褪黑素分泌量减少，睡觉时深部体温的下降趋势也在减弱。

实际上，上了年纪之后，人们的睡眠模式会改变，深度 NREM 睡眠时长变短，较浅的 REM 睡眠时长变长。因此他们睡觉时容易被尿意和细小的声音弄醒，夜里醒来好几次，很难一觉睡到早上。

有人认为老年人白天的活动量少，即使睡眠时间短也没关系，但事实并非如此。**调查结果显示，睡眠时间短、没有午睡习惯的人，患阿尔茨海默病的风险增加。**因此，晚上睡眠时间短的人最好能通过午睡确保充足的睡眠。

另外，如果一个人的 NREM 睡眠时间减少的话，增加骨密度的生长激素的分泌量也会随之减少，这会导致骨质疏松，使人容易骨折。骨头变脆是衰老的典型现象之一，但我们推测这种情况可以通过改善睡眠来延缓。

年轻人和老年人睡眠模式的差异

年轻人与老年人的睡眠模式会差这么多！

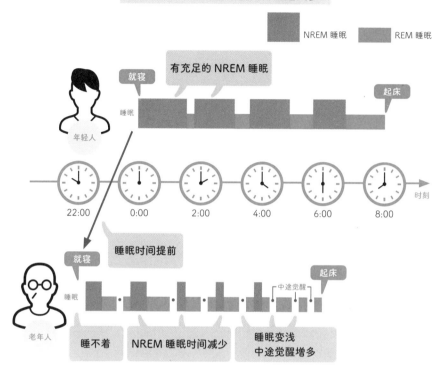

上了年纪之后……

- 睡不着，入睡潜伏期延长。
- 睡眠变浅，容易被轻微的声音弄醒。
- 难以长时间熟睡。
- 整体睡眠时间变短。

骨质疏松症和阿尔茨海默病的发病风险增加。
午睡有助于确保老年人拥有充足的睡眠！

夜间的异常行为
是由大脑功能失衡导致的吗

在睡眠期间出现意料之外的行为的睡眠障碍，统称为异态睡眠（睡眠时伴随症），以睡行症（睡眠行走）、睡惊症（睡眠时惊愕症）、噩梦、REM睡眠行为障碍等为代表。

睡行症表现为在睡梦中突然站起来，来回走动，引起很大的骚动，事后却什么都不记得。睡惊症表现为在深睡眠的NREM睡眠期突然起床，心跳和呼吸变快，甚至大声喊叫，哭出声来。噩梦是在REM睡眠阶段出现的，伴有恐惧和不安的梦境，大多数人起床后仍能清楚地记得梦境内容。

这些都是良性病症，多见于儿童，随着儿童年龄的增长会逐渐消失。在大脑的发育期，大脑中有关睡眠调节的各部分结构的发育过程存在差异。例如，如果调节睡眠期间肌紧张的结构出现了问题，患者在睡梦中就会出现身心和运动的解离现象，有人推测正是这个原因导致了异态睡眠。

REM睡眠行为障碍是指患者在REM睡眠期发出声音（有时具有攻击性）、时不时出现暴力行为（挥舞手臂、拳打脚踢）的一种疾病。这是梦境在以行为的方式表现出来，此时也看不到REM睡眠期才会出现的肌张力降低的情况。这种疾病在儿童中少见，主要发生于老年人群，特别是帕金森病、阿尔茨海默病等神经系统变性疾病患者。

异态睡眠容易被认为是儿童特有的睡眠障碍，REM睡眠行为障碍更多见于老年人。但如果大脑中有关睡眠调节的结构功能失衡的话，无论是儿童还是老年人，都会出现异态睡眠。

西野精治

第**3**章

从今晚开始！
提高"黄金90分钟"
睡眠质量的秘诀

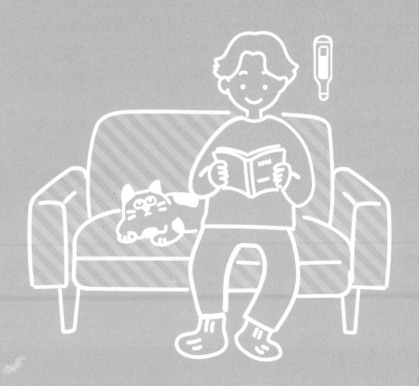

黄金 90 分钟，志在必得

| 不要违背"晚上睡觉，早上起床"的规律

睡眠质量取决于第一次出现的 NREM 睡眠，即与"黄金 90 分钟"（见第 46 页）息息相关。如果我们从一开始就实现了理想深度的 NREM 睡眠，之后就能把控正确的睡眠节奏，从而在早上彻底清醒过来。

方法很简单——**晚上抓住睡意袭来的时机入睡**。睡眠是由稳态和昼夜节律共同调节的。早上醒来，晚上犯困，这是非常自然的现象。但是，很多人总是熬夜或通宵，容易忽视这两个掌管睡眠的系统。

比如通宵工作后，我们在黎明时终于想要睡觉，大脑却依旧处于兴奋状态，怎么也睡不着。另外，黎明也是开始觉醒的时间，即使我们睡着了，也不会出现深度的 NREM 睡眠，便无法彻底清醒。

在不得不熬夜的情况下，我们最好在开始感到睡意的时候睡觉，在"黄金 90 分钟"结束后的 REM 睡眠期醒来。虽然我们只有 100 分钟左右的短暂睡眠，但最初的 NREM 睡眠应该能保证身体得到最低限度的休息。

晚上一犯困就睡觉——看似理所当然的事情，却比任何事都重要。

睡意是由机体稳态和昼夜节律调节的

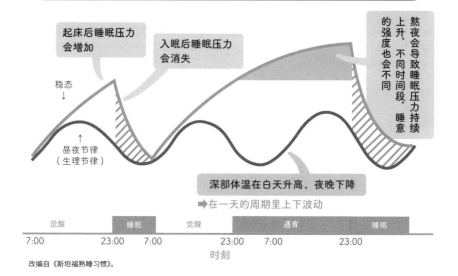

起床后睡眠压力会增加

入眠后睡眠压力会消失

熬夜会导致睡眠压力持续上升，不同时间段，睡意的强度也会不同

稳态
↓

↑
昼夜节律
（生理节律）

深部体温在白天升高，夜晚下降

➡ 在一天的周期里上下波动

觉醒	睡眠	觉醒	通宵	睡眠

7:00　　　　23:00　　7:00　　　　23:00　　　7:00　　　　23:00

时刻

改编自《斯坦福熟睡习惯》。

斯坦福高效睡眠法

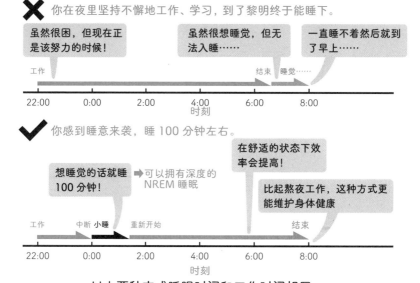

无论如何都无法暂停夜间的工作和学习的时候……

✖ 你在夜里坚持不懈地工作、学习，到了黎明终于能睡下。

虽然很困，但现在正是该努力的时候！

虽然很想睡觉，但无法入眠……

一直睡不着然后就到了早上……

工作　　　　　　　　　　　　　　　　结束　睡觉……

22:00　　0:00　　2:00　　4:00　　6:00　　8:00
时刻

✔ 你感到睡意来袭，睡 100 分钟左右。

在舒适的状态下效率会提高！

想睡觉的话就睡 100 分钟！ ➡ 可以拥有深度的 NREM 睡眠

比起熬夜工作，这种方式更能维护身体健康

工作　　中断 小睡　重新开始　　　　　　　　　　结束

22:00　　0:00　　2:00　　4:00　　6:00　　8:00
时刻

以上两种方式睡眠时间和工作时间相同，
因此不要强忍睡意，小睡一下，效率会更高！

入睡前出现的睡眠禁区

| 难以早睡是身体的问题

如果我们白天一直处于清醒状态，睡眠压力就会上升，自然会犯困。这样的话，入睡前的睡眠压力是最高的。

有研究人员把一天以 20 分钟（睡眠和觉醒的一个周期）为单位划分，进行睡眠实验，调查在哪个时间段更容易入睡，**发现从平时睡觉时间前 2 小时到正常入睡之间的时间段是最难睡着的。**大脑拒绝睡觉的这一时间段被称为"禁区"，换言之，就是睡眠禁区（见右页图）。

为了抑制从傍晚开始高涨的睡意，觉醒力发挥着作用，让我们一直活动到晚上，所以在入睡前睡眠压力提高前会出现明显的睡眠禁区。如果我们第二天想起个大早，准备比平时早 1 ~ 2 小时入睡，但正好赶上"睡眠禁区"，就会怎么也睡不着。

与其勉强自己早点睡，不如继续按照平时的时间睡觉，然后早点起床，这样即使睡眠时间变短了，仍然能保证良好的睡眠质量。

为了确保睡眠质量，先决定起床的时间吧。**如果早上在规定的时间起床，那么入睡的时间也会随之固定。**在确定了睡觉时间后，睡眠模式便随之建立，最后我们就能顺利地拥有"黄金 90 分钟"。

入睡前 2 小时反而很精神

把一天以 20 分钟为单位划分，
将睡眠状态的数据用图表来展示……

20 分钟包括觉醒 13 分钟，睡 7 分钟。
在这 7 分钟的睡眠时间里，用"进入睡眠的概率"来代表睡意的强度
（见下图蓝线）。

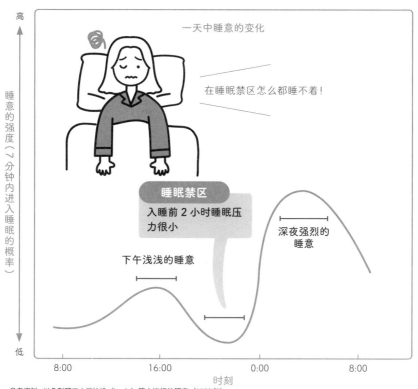

参考资料：以色列理工大学拉维（Lavie）等人进行的研究（1986 年）。

比如每天凌晨 0 点左右睡觉的人，在 22 点至次日 0 点会很难入睡。

这段时间叫作睡眠禁区，
过了这段时间，睡意就会激增！

睡眠力和起床力协同工作

| 觉醒和睡眠的关键是促食欲素!

我们提及睡眠时,容易只想到睡得好不好,但其实白天怎么醒来也很重要。

如果睡得好,我们白天能持续活动 14 ~ 16 小时。这是因为一种叫作"促食欲素"的神经递质在积极地发挥作用。

促食欲素的作用强弱会根据昼夜节律(生理节律)的变化而变化。白天,促食欲素在脑内活跃地发挥作用,到了晚上它的作用就会变弱。如果晚上睡眠压力超过促食欲素作用的话,我们就会犯困。

我所在的研究团队证实了促食欲素的缺乏是一种睡眠障碍性疾病——发作性睡病的病因。发作性睡病虽看似是一种由"睡魔突袭"导致的睡眠过度,但其成因是患者无法保持长时间的清醒(详细说明见第 92 页)。

在小鼠实验中,研究人员通过控制光照,刺激或抑制合成促食欲素的神经元细胞,可以让一直沉睡着的小鼠瞬间觉醒,也可以令其瞬间入睡。

如果对特定的神经元细胞给予光刺激就可以让人随心所欲地觉醒或入睡,那么人就不会为失眠而烦恼了。遗憾的是,这项技术目前还不能应用于人的身上,不过我们已经发现并证实了光是觉醒和睡眠的重要刺激。

决定大脑觉醒与否的神经递质

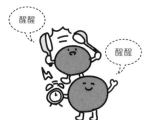

促食欲素　组胺
去甲肾上腺素　多巴胺
这些是促进觉醒的神经递质。

白天

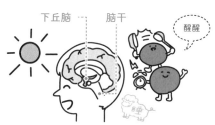

位于下丘脑外侧区的**促食欲素神经元**能够激活位于下丘脑后方的**组胺能神经元**、位于脑干的**去甲肾上腺素能神经元**和多巴胺能神经元。

↓

促食欲素和组胺的作用很强，
能使人维持觉醒状态。

睡眠禁区

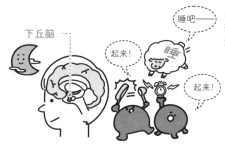

虽然睡眠压力会增加，但为了与之抗衡，位于下丘脑外侧区的**促食欲素神经元**会发挥有力作用。

↓

比起睡眠压力，
促食欲素和组胺等促觉醒激
素相关神经元的作用会更强，
因此人能维持觉醒状态。

睡眠中

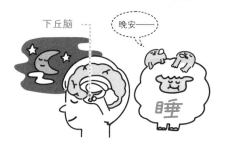

位于下丘脑腹外侧核的 **γ - 氨基丁酸（GABA）能神经元**会发挥作用，抑制与觉醒相关的促食欲素、组胺等神经递质的作用。

↓

睡眠压力变强，因此人能维持
睡眠状态。

体温的变化带来高质量睡眠

| 睡眠的重点在于深部体温和皮肤温度的差值

为入睡和觉醒而烦恼的人请注意自己的体温。体温受昼夜节律（生理节律）的影响，会在一天中上下波动。

一般来说，人的体温白天高，晚上低，但这只是深部体温（身体内部温度）的变化规律。皮肤温度（身体表面温度）的变化规律则完全相反，表现为白天低，晚上高（见右页图）。

另外，如果是健康的人，觉醒时的深部体温最高能比皮肤温度高出 2℃左右。假设一个人深部体温是 36.5℃，那么他的皮肤温度大概是 34.5℃。

犯困的时候手之所以会变得暖和，**是因为入睡前四肢末端的毛细血管和动静脉短路开始散热。人体通过散热降低了深部体温。**此时，深部体温下降至 36.2℃，比觉醒时低 0.3℃左右，缩小了与皮肤的温差。

虽然睡意会随着深部体温的下降而增加，但仅仅这样是不够的，"减小温差"才是入睡的关键。

深部体温和皮肤温度的差值减小，睡意就会增加，人更易入睡，也就更有机会拥有"黄金 90 分钟"睡眠。

减少深部体温和皮肤温度的差值有助于入睡

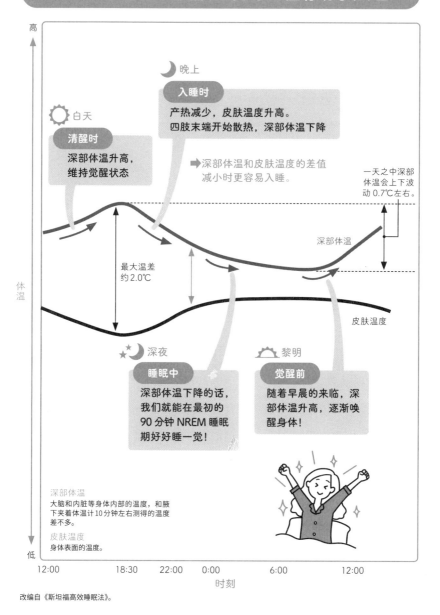

高

🌙 晚上

入睡时

产热减少，皮肤温度升高。
四肢末端开始散热，深部体温下降

☀ 白天

清醒时

深部体温升高，
维持觉醒状态

➡深部体温和皮肤温度的差值
减小时更容易入睡。

一天之中深部
体温会上下波
动 0.7℃左右。

深部体温

最大温差
约 2.0℃

皮肤温度

🌙 深夜

睡眠中

深部体温下降的话，
我们就能在最初的
90 分钟 NREM 睡眠
期好好睡一觉！

🌅 黎明

觉醒前

随着早晨的来临，深
部体温升高，逐渐唤
醒身体！

体温

深部体温
大脑和内脏等身体内部的温度，和腋
下夹着体温计 10 分钟左右测得的温度
差不多。

皮肤温度
身体表面的温度。

低

12:00　　18:30　22:00　0:00　　6:00　　12:00

时刻

改编自《斯坦福高效睡眠法》。

深部体温和皮肤温度的变化规律完全相反。
温差减小的话，睡意就会增加，人更容易入睡。

73

35

用泡澡和穿袜子来控制 深部体温

| 泡澡使体温"升高、下降、差值减小"

拥有良好睡眠的关键是减小深部体温和皮肤温度的差值。最有效的一种方法就是**泡澡**。

皮肤温度比起深部体温更容易发生变化，比如手接触冷水会立即变凉，泡在热水里会马上变暖。话虽如此，机体为了保持恒常性（稳态），即使泡在 40℃ 的洗澡水里皮肤温度也不会上升到同样的温度，最多升高 0.8 ~ 1.2℃。

而深部体温被隔热的肌肉和脂肪等组织所覆盖，所以更不容易被周围环境影响。

但是，泡澡确实有升高深部体温的效果。我所在的研究团队发现，**在 40℃ 温水里泡澡 15 分钟后测得的深部体温较之前升高了 0.5℃。深部体温大幅上升之后会相应地大幅下降。**这样一来，深部体温和皮肤温度的差值就会减小，使人容易入睡。

要让升高了 0.5℃ 的深部体温再下降至原有水平，需要 90 分钟以上的时间。换言之，**睡前 90 分钟通过泡澡提高深部体温，到睡觉时深部体温就会下降，我们便能安稳入睡（见右页图）。**

如果没有时间泡澡，可以通过泡脚或穿袜子暖脚等方法来提高深部体温。

睡眠的体温开关 ❶——就寝前 90 分钟泡澡

凌晨 0 点睡觉的人顺利入睡的理想方法。

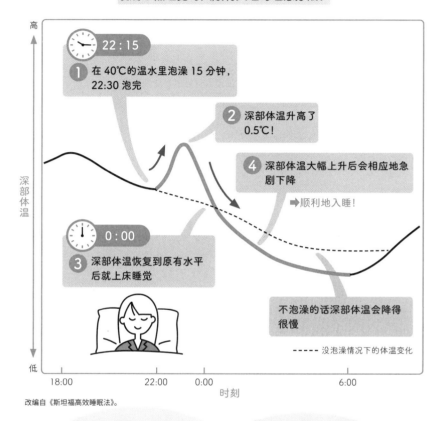

22:15

❶ 在 40℃的温水里泡澡 15 分钟，22:30 泡完

❷ 深部体温升高了 0.5℃！

❹ 深部体温大幅上升后会相应地急剧下降

➡顺利地入睡！

0:00

❸ 深部体温恢复到原有水平后就上床睡觉

不泡澡的话深部体温会降得很慢

－－－－ 没泡澡情况下的体温变化

高

深部体温

低

18:00　　22:00　0:00　　　　　　6:00

时刻

改编自《斯坦福高效睡眠法》。

泡澡是调控体温的关键

● 深部体温在短时间内升高的幅度越大，随后下降的幅度也就越大，使我们更容易入睡。

● 以深部体温恢复到原有水平的时间为基点，在预定入睡前 90 分钟就洗完澡。

● 在准备睡觉前才泡澡的话，深部体温降不下来，反而会有碍入睡。

● 如果距入睡时间已经不足 90 分钟，改成淋浴会比较好。

睡眠的体温开关 ❷——就寝前泡脚

泡脚能促进脚部血液循环，促进散热！

推荐方法
· 睡前 30 ～ 60 分钟泡脚。
· 使用 40 ～ 42℃的热水。
· 泡 10 ～ 15 分钟。
· 还可以用点薰衣草香味的浴盐放松身心。

泡脚虽然对于升高深部体温的作用不大，但是它在促进散热的同时，能有效降低深部体温。

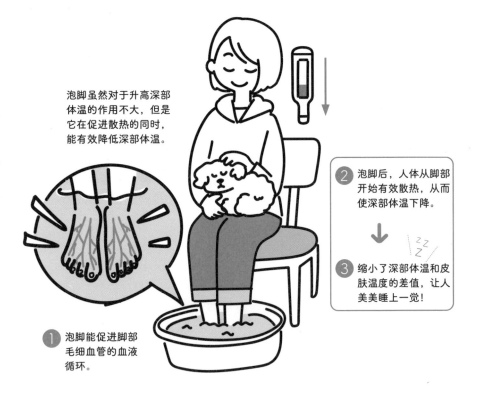

❷ 泡脚后，人体从脚部开始有效散热，从而使深部体温下降。

❸ 缩小了深部体温和皮肤温度的差值，让人美美睡上一觉！

❶ 泡脚能促进脚部毛细血管的血液循环。

通过泡澡的方式使深部体温
大幅上升和下降要花 90 分钟左右的时间，
而泡脚能在更短的时间内达到较好的效果！

睡眠的体温开关 ❸——睡觉前穿袜子

因为手脚冰冷而睡不着的人，他们四肢末端的毛细血管处于收缩状态。

这些人可以穿上袜子暖脚以促进血液循环，并以此来促进散热！

推荐方法

- 睡前 1～2 小时穿上袜子。
- 穿不勒脚、尺寸合适的袜子。
- 选择由羊毛等天然材质制成的袜子。
- 做伸展运动和足部按摩，可以更好地促进血液循环！

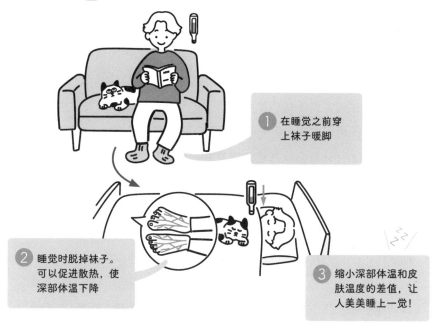

❶ 在睡觉之前穿上袜子暖脚

❷ 睡觉时脱掉袜子。可以促进散热，使深部体温下降

❸ 缩小深部体温和皮肤温度的差值，让人美美睡上一觉！

睡觉时脱掉袜子才能睡得更好！

注意！

穿着袜子睡觉会妨碍脚部散热，

反而影响入睡。

因此，只在睡前穿袜子就够了。

让你立刻入睡的开关 **2**

枯燥乏味的事可以让大脑进入睡眠模式

| 睡前不要想多余的事情

各种对大脑的刺激是优质睡眠的大敌。让人烦恼和担心的事、工作或者手机游戏等都会使大脑兴奋，让人难以入睡。

研究发现，如果将小鼠从住惯了的笼子转移到新的笼子里，它们就会出现入睡困难。人也一样，会因为环境变化带来的压力而睡不着。

除此之外还有各种各样妨碍良好睡眠的环境因素，比如炎热或寒冷、强光、噪音。不过有人怕热也有人怕冷，面对同一种刺激，每个人所感受到的强度存在差异。

大脑会对细微的环境变化和刺激做出反应。**睡前尽量不要想多余的事情**。但是人往往越是要控制不想，反而越容易多想。

另外，人们在坐电车看一成不变的风景时，读艰深的书或者看安静的电影时，总会犯困。**这是因为大脑会对枯燥乏味（单调）的事情感到无聊。**

无聊的事虽然在日常生活中不怎么受欢迎，但对养成良好睡眠习惯来说还是有意义的。

大脑的入睡开关 ❶——积极的日常生活习惯

只要有固定的入睡习惯，思虑的事情就能减少，就会容易入睡！
来制订有关"时间""寝具""服装""光线""温度""声音"
等的日常睡眠规则（习惯）吧。

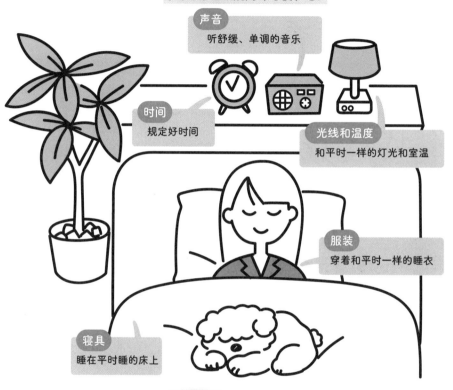

声音
听舒缓、单调的音乐

时间
规定好时间

光线和温度
和平时一样的灯光和室温

服装
穿着和平时一样的睡衣

寝具
睡在平时睡的床上

注意！

平时习惯看着书、看着电影入睡的人，

不改变行为模式也无妨。

但是请尽量避免观看

动作片等比较刺激的节目，

那样会让大脑无法休息。

大脑的入睡开关 **2**——数羊

怎么也睡不着的时候，试着用英语"Sheep、Sheep、Sheep……"数羊吧。
这可以让大脑进入单调（枯燥乏味）的状态。

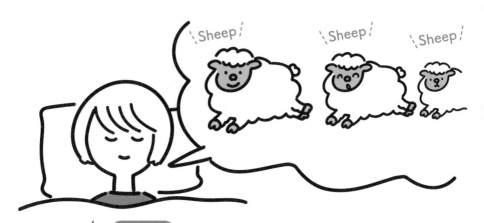

用中文

1只羊、2只羊……

这样数的话，入睡效果差

"Sheep"容易发音，加上令人屏息
的听感，大脑自然就进入了枯燥乏
味的状态。

枯燥乏味的例子

- 艰深的书
- 古典音乐
- 一成不变的风景
- 古典艺术
- 安静的电影
- 摇曳的火焰

枯燥乏味的事情因人而异，
试着寻找适合自己的吧。

大脑的入睡开关 ❸——1/f 波动

| 钟表的秒针
发动机的声音
节拍器 | 1/f 波动
↓ | 施工的声音
下雨的声音
百叶窗的震动 |

规则的节奏　　　　　　　　　　　　　　**不规则、随机的节奏**

　　1/f 波动是指无法被预测的不规则的波动，也被认为是"规则的波动"和"不规则、随机的波动"互相协调的状态。将身体交给 1/f 波动，让大脑放松下来，迷迷糊糊地犯困吧！

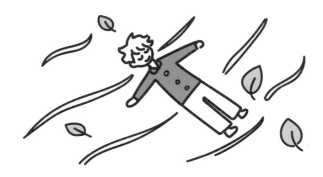

身边的 1/f 波动

● 蜡烛之类摇曳的火焰

● 古典音乐

● 虫鸣　　● 小鸟啼叫声

● 海浪声　　● 照进树叶缝隙里的阳光

● 小河的潺潺流水声

将其融入生活，更好地入睡吧！

能将生物钟重置的阳光

｜沐浴着晨光（蓝光），切换到活动模式

生物固有的昼夜节律（生理节律）和地球节律有偏差。

曾有这样一项实验，**如果让昼夜节律为 23.7 小时的小鼠在没有光的状态下生活，那么每天小鼠开始活动的时间会慢慢前移（每天大约移动 18 分钟），1 个月后夜行性小鼠改为在白天活动。**像实验小鼠这样不受地球节律的影响、只靠生物钟生存的状态被称为"自由振荡"。

人要想自由振荡地生活下去，就不能接触令其感知到时间的信息，如阳光等。只有极少数人能在"全盲"状态下自由振荡地度日。

从这个实验我们可以看出，光线能调整节律偏差。早上的光线进入眼睛，该信息就会传到大脑的视交叉上核，接着视交叉上核会向大脑发出重置昼夜节律的指令。

太阳光几乎均等地包含了所有波长的光。**其中波长短、接近紫外线的蓝光（波长为 380 ~ 500 纳米）是一种具有高能量的光，它可以到达眼睛深处的视网膜，对觉醒的影响很大。**特别是 470 纳米波长的光，能强烈地抑制促进睡眠的褪黑素分泌。

所以，起床后马上沐浴阳光可以消除睡意，让人积极地开展一天的活动。

让人觉醒的光线开关——沐浴晨光

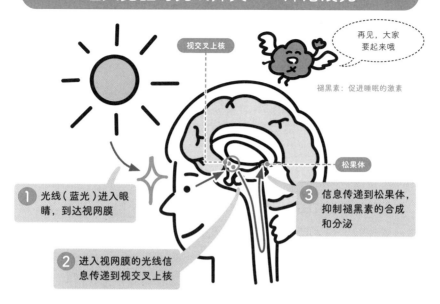

视交叉上核

再见，大家
要起来哦

褪黑素：促进睡眠的激素

松果体

1 光线（蓝光）进入眼睛，到达视网膜

3 信息传递到松果体，抑制褪黑素的合成和分泌

2 进入视网膜的光线信息传递到视交叉上核

促进睡眠的褪黑素分泌减少后生物钟会被复位！

· 沐浴晨光几分钟就足够了！
· 即使是见不到太阳的天气，觉醒所必需的光线信息也会被传递到大脑中！

注意睡觉前的蓝光！

晨光能抑制褪黑素的分泌，
约 15 小时后被抑制的褪黑素会再次大量分泌，
用来促进睡眠。
这期间如果长时间接触电脑和智能手机的
蓝光，觉醒模式受到激活，人便会难以入睡！

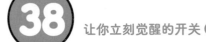

38 让你立刻觉醒的开关 ❷

让**深部体温**上升，
拥抱神清气爽的早晨

| 增加深部体温和皮肤温度的差值

入睡后，肌肉活动减少，人体代谢水平也会下降，深部体温就会进一步降低。在睡眠过程中，人体内的热量会被释放到体外，使深部体温保持在较低的状态。

随着黎明迫近，深部体温逐渐升高，机体开始觉醒。白天，身体处于活动模式时，深部体温较高，与皮肤温度的差值增加。

起床后，深部体温会自然升高。**但是如果我们在醒来后立刻起床，为早晨的活动做准备工作的话，觉醒开关就会明确地切换到开启状态，深部体温能进一步升高。**

另外，已知减小深部体温和皮肤温度的差值能增加我们的睡意，那么反过来理解，如果增加深部体温和皮肤温度的差值，睡意就会消失，大脑能够更快地觉醒。

例如，用冷水洗脸或洗手，可以在给予我们刺激的同时降低皮肤温度，对大脑觉醒十分有效。此外，请注意早晨泡澡的问题。泡澡确实能使深部体温升高，但其反作用会导致体温短时间内大幅下降，反而使人犯困。

如果想在早晨快速清醒，选择淋浴的方式更好。淋浴能使人身心舒畅，对清醒有益。

让人觉醒的体温开关——给皮肤降温

通过增加深部体温和皮肤温度的差值，打开觉醒开关！

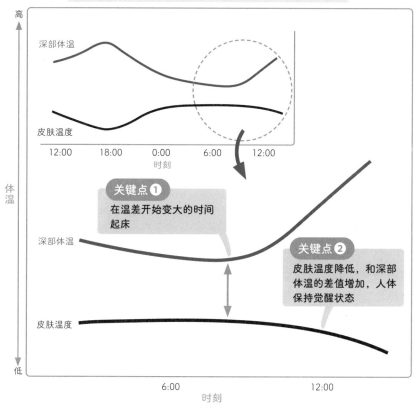

改编自《斯坦福高效睡眠法》。

如何扩大温差

- 不用热水，而用冷水洗手洗脸。
- 用冷水做一些清洗工作。
- 吃早饭。
- 喝热饮。

通过这些方法可以在早晨更加清醒！

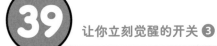
感觉刺激是最好的闹钟

给予眼睛、耳朵、皮肤觉醒刺激

如果被闹钟强行叫醒的话，我们很有可能会头昏脑涨，睡意和倦怠感也不会消失。

这样不容易清醒的状态叫作"严重睡眠惯性"或"睡眠宿醉"，主要原因是起床时机不佳。

刚睡醒时，我们的认知功能正处于一天中最差的阶段，只能发挥活动高峰期的六成左右。如果检测此时的脑电波，你会发现它的频率始终很低，即使睁开眼睛，大脑也几乎和睡眠中的状态一致。

脑干网状上行激活系统汇聚着许多交织成网的神经纤维，这一部位会接收由耳朵、眼睛、皮肤等部位采集到的感觉信息。有研究人员发现，脑干网状上行激活系统遭到破坏的动物会处于类似睡着的状态，这才让大家认识到这一部位与觉醒有关。

另外，睡着时如果听到救护车、巡逻车的警笛声响起，或者突然见光，人就会醒来，这是因为脑干网状上行激活系统受到刺激，使机体觉醒。

利用这个特点，我们可以在**早上起床后，立刻通过眼睛、耳朵或者皮肤等向脑干网状上行激活系统传递感觉刺激。**这样我们就能消除睡眠惯性，彻底清醒过来。

让人觉醒的感觉开关——光、声音、触觉等

对脑干网状上行激活系统给予感觉刺激能让我们彻底地清醒！

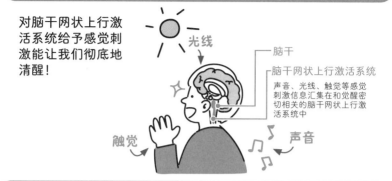

早晨的认知功能比熬夜后的更弱

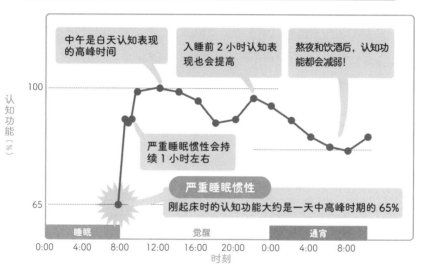

参考资料：美国沃茨（Wertz）等人进行的研究（2006 年）。

由于严重睡眠惯性，我们醒来后容易头昏脑涨。
刺激感觉神经来获得彻底的清醒吧！

刺激感觉神经的方法

● 赤脚在冰凉的地板上行走（刺激皮肤感觉）。

● 打开窗帘沐浴阳光（刺激视觉）。

● 听音乐或收音机（刺激听觉）。

细嚼慢咽，让你轻松地醒来

｜充分咀嚼，昼夜更分明

吃早饭的时候细嚼慢咽也有利于觉醒。为了让内脏能更好地工作，我们可以在吃早饭前洗个澡，让身体完全觉醒。不过，先吃早饭能补充能量，让身体暖和起来，同样有助于觉醒。

从觉醒的角度来看，咀嚼值得我们关注。我所在的实验室曾做过研究，发现咀嚼固体食物的小鼠在睡眠和行为模式上更张弛有度。

相反，**投喂不用咀嚼就能吞咽的粉状食物的小鼠无法做到昼夜分明，清醒时的活动量也有所减少。**充分咀嚼能够通过支配咀嚼肌的三叉神经向大脑传递刺激，这被认为和睡眠、觉醒的规律交替有关。

另外，我们知道咀嚼也会对记忆产生影响。**在经常咀嚼的小鼠大脑中，与记忆功能密切相关的海马能够生成更多新的神经元细胞，这就是神经再生现象，**而在不咀嚼的小鼠大脑中几乎看不到这一现象。

咀嚼不仅和睡眠、觉醒节律有关，还和睡眠中被强化的记忆有着密切关系。

让人觉醒的咀嚼开关——早餐

早餐建议细嚼慢咽地吃脆脆的培根和根菜！

营养均衡的早餐，不仅要通过味道，还要通过香味、温度、口感来享用。

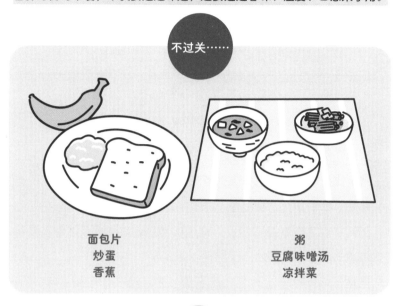

面包片
炒蛋
香蕉

粥
豆腐味噌汤
凉拌菜

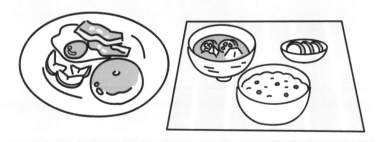

贝果
香脆培根蛋
苹果

粗米饭
根菜味噌汤
腌萝卜

良好睡眠习惯的关键是
"起床时间"

┃养成"固定时间起床"的习惯

前文介绍了睡眠和觉醒的开关，但得到优质的睡眠的前提是生物钟正常运作，以及白天保持张弛有度的生活节奏。

通常，我们的身体会随着早晨的到来而觉醒，在白天维持活动状态，而到了晚上则会犯困，进入睡眠状态。如果能按照这样的节奏过着有规律的生活，我们就能保持身心健康。

但是实际上由于各种各样的事情，生活周期会紊乱，与此同时，生物钟也经常出现偏差。

保持稳定生物钟的关键是"尽量固定睡觉和起床的时间"。生物钟原本就容易向后移动，很难往前调整。如果休息日睡得比平时晚，起得也会比平时晚，所以哪怕只在周末晚起了两天，假期结束的早上我们也很难起床。

休息日想多睡一会儿，正是睡眠负债累积的证据。因此，平时请增加睡眠时间。

除此之外，我还在下一页总结了有助于调整生物钟的方法。如果平时就有意识地养成习惯，生物钟稍微产生一点偏差，也能被顺利地调整回来。

养成调整生物钟的习惯吧

想要调整生物钟，有规律的生活习惯比什么都重要。
因此，最好能养成这 5 个习惯！

时间

习惯 ❶　尽量固定起床时间！

因为生物钟很难向前调整，所以每天早上尽量在同一时间起床。
在休息日等特定日子睡饱，是无法彻底解决睡眠负债问题的。
注意增加每天的睡眠时间。

习惯 ❷　早晨起床后，沐浴阳光吧！

光线有重置生物钟的作用。
起床后拉开窗帘，全身沐浴阳光。
反之，在睡觉之前，不要过度暴露在强光下。
（见第 82 页）

习惯 ❸　好好吃早餐吧！

吃早餐能重置生物钟。
充分咀嚼食物的话，觉醒程度会更高。
（见第 88 页）

习惯 ❹　白天好好活动吧！

白天好好活动，生物钟就会正常运作。
通过适度的运动感受到疲劳也会让我们在晚上容易入睡。
（见第 108 页）

习惯 ❺　灵活运用体温变化吧！

我们在体温升高时会觉醒，体温降低时
容易犯困，要在生活中活用这一点。
好好利用洗澡等方法控制体温变化吧。
（见第 74 页）

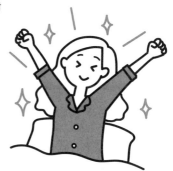

专栏 3 突然睡着，"谜之瞌睡病"的真面目

　　有一种睡眠障碍表现为在喜悦或大笑时，全身肌张力突然丧失而导致乏力。140多年前，法国首次报道了这种疾病，并称之为发作性睡病。罹患这种疾病的人不仅在白天有强烈的睡意，而且还会出现被情绪诱发的乏力。这很奇怪，所以也曾有人推测这种疾病可能与心因性的癔症（歇斯底里）等有关。

　　20世纪50年代，REM睡眠的发现证实了发作性睡病患者的REM睡眠出现于入睡初期。现在人们明白，发作性睡病的乏力发作，并不是在REM睡眠时出现的，而是在快觉醒时和刚入睡时出现的。在发作性睡病期间，入睡幻觉、睡瘫（鬼压床）也频频发生，但这些都可以理解为是由REM睡眠的解离现象引起的症状。

　　发作性睡病病因的揭示得益于两件事：在杜宾犬中发现了家族性的狗发作性睡病，以及表达乏力发作基因的转基因小鼠的育成。这些动物大脑中的下丘脑存在着维持觉醒并抑制REM睡眠的促食欲素神经元。研究证实，如果这些神经元的信息传递出现问题，小鼠就会出现睡眠过度和乏力发作的症状。2000年，以这些发现为契机，我们发现了发作性睡病患者在自身免疫机制作用下，促食欲素神经元会后天脱落。1880年发现的"谜之瞌睡病"的发病机制终于得以明确。发作性睡病的根治疗法包括使用促食欲素受体激动剂、iPS细胞移植等针对促食欲素的补充疗法，它们的前景值得被期待。

　　动物中出现的睡眠过度和乏力等症状，对于物种的延续乍一看是不利的。但是在杜宾犬中，有发作性睡病的家系却仍能延续至今，关于这点我倒有个不成熟的想法：或许这就像动物和昆虫的假死行为（通过装死来避免被捕食）一样，其实也存在有利的一面。

西野精治

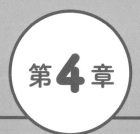

第**4**章

来自美国斯坦福大学的睡眠建议

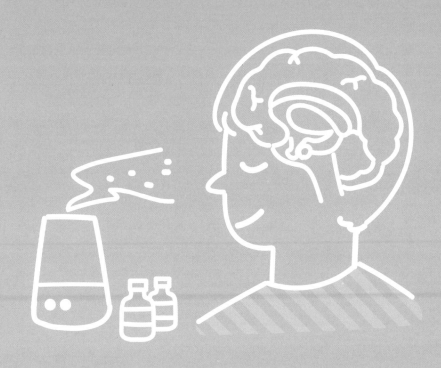

42

用香氛制造睡眠空间

| 令人放松的香味能让人做好入睡的准备

使用香氛可以让房间充满植物香味，让人享受其芳香。

自古以来，植物就被用来治疗创伤和疾病。人们还利用植物香味的力量研发出了一种"芳香疗法"——通过从植物中提取香味成分，制成精油进行治疗的方法。

进入鼻子里的香味信息，除了会分别传到与记忆和情感有关的大脑海马和杏仁核之外，还会被传到支配自主神经的下丘脑。在难以入睡的时候，自主神经处于交感神经兴奋的状态。利用**芳香可以调节自主神经状态，使副交感神经兴奋，从而让人放松身心，更容易入睡。**

海马是和记忆有关的部位，只要闻到香味，我们就会想起和香味相关的美好记忆，我们的心情就能够自然平静下来。另外，香味信息传递到判断喜恶的杏仁核时，如果被大脑判定为"喜欢的香味"，我们也会感到心情舒畅。

运用芳香疗法助眠的关键是选择能让内心平静下来的香味，**比如薰衣草的香味，它一直被认为有很好的放松效果。**据说在睡前把薰衣草香味和有镇静效果的柑橘类香味混合使用的话，助眠效果会更好。

香味传到大脑里，发挥出各种各样的作用！

进入鼻子的香味信息被转换成电信号传送到大脑。

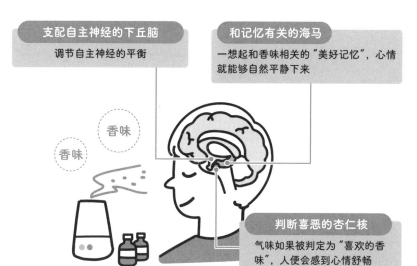

支配自主神经的下丘脑
调节自主神经的平衡

和记忆有关的海马
一想起和香味相关的"美好记忆"，心情就能够自然平静下来

判断喜恶的杏仁核
气味如果被判定为"喜欢的香味"，人便会感到心情舒畅

用香味把卧室打造成能让人熟睡的空间吧

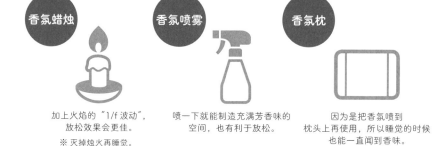

香氛蜡烛
加上火焰的"1/f 波动"，放松效果会更佳。
※ 灭掉烛火再睡觉。

香氛喷雾
喷一下就能制造充满芳香味的空间，也有利于放松。

香氛枕
因为是把香氛喷到枕头上再使用，所以睡觉的时候也能一直闻到香味。

诱导熟睡的香味……

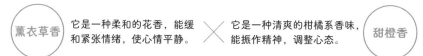

薰衣草香　它是一种柔和的花香，能缓和紧张情绪，使心情平静。　×　它是一种清爽的柑橘系香味，能振作精神，调整心态。　**甜橙香**

小酌一口伴你安稳入眠

酒精有平息大脑兴奋状态的效果

很多人有"身体明明很累却不能马上睡觉"的体验，这确定很让人烦恼，有些人便有了喝酒助眠的想法。曾有位歌剧演员为了能早点入睡，在睡觉前要喝一杯高度伏特加助眠。其实，许多人有失眠饮酒的习惯，即所谓的夜饮。

很多研究表明，少量的酒能助眠。**酒精既可以抑制促使大脑兴奋的神经递质，也可以活化使大脑镇静的神经递质。**

但是，大量酒精是睡眠的大敌。大量饮酒后，即使入睡时间变早，你也不会出现自然的深度 NREM 睡眠，REM 睡眠也会减少。你在夜里会更容易醒来，睡眠时间也会变短。酒精的利尿作用还会导致你因尿意而醒来，甚至容易脱水。

另外，酒精会麻痹舌头和肌肉，导致气道变窄，造成打鼾和呼吸暂停。如果在睡梦中发生呼吸障碍，你就不能摄入足够的氧气，睡眠质量也会随之下降。

如果你饮酒后半夜经常醒来，或者早上起得很早，那明显就是酒精摄入过量了。为了助眠，你可以少量饮酒，但在感受到睡意的时候应立即停止，马上睡觉。

酒喝多了，晚上的睡眠会变浅

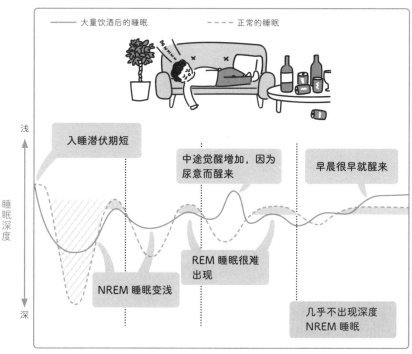

NREM 睡眠变浅，睡眠时间也变短。

如果中途醒来，或者比平时醒得早的话，就说明喝多了！

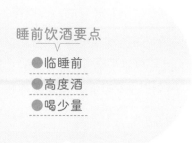

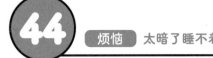

暖色调灯光
是通向睡眠的桥梁

| 不同颜色的光对睡眠的作用不同

深睡眠时，我们的感觉被阻断，所以感知不到光。但是浅睡眠时我们能感受到光的刺激，所以保持卧室昏暗能让我们睡得更香。对漆黑环境感到不安而睡不着的人可以在夜灯的颜色上下功夫。

自然界有两种光，一种是能被看到的可见光，另一种是像紫外线和红外线那样的不可见光。可见光从短波长的紫色光（蓝光）开始一直延续到长波长的红光，可分为 7 种颜色。荧光灯光和太阳光均是包含 7 种颜色的白色强光。人沐浴在白天的光线中就可以保持清醒，精力充沛地度过一天。

但是如果**在傍晚后我们继续接受强光刺激，促进睡眠的褪黑素分泌会被抑制，进而妨碍睡眠。**一项研究表明，视网膜中有一种叫作视黑素的光感受器，它会对 470 纳米波长的蓝光刺激做出反应，从而抑制褪黑素的分泌。

如果睡觉时一定要开着灯的话，选择长波长的暖色系红光会比较好。**暖色系的光对生物钟和褪黑素的分泌影响很小。傍晚以后开着暖色系红光的灯，就可以帮助我们将身体状态切换到睡眠模式。**

睡前 1 小时进一步降低灯光亮度能促进褪黑素的分泌，我们就更容易入睡。因此，可以在睡前调暗间接照明的红光灯，并把灯放在地上。

巧妙地利用不同颜色的光，做到熟睡或彻底清醒

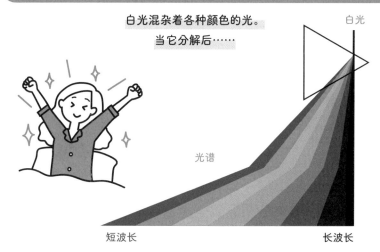

白光混杂着各种颜色的光。

当它分解后……

白光

光谱

短波长　　　　　　　　　　　　　　　　长波长

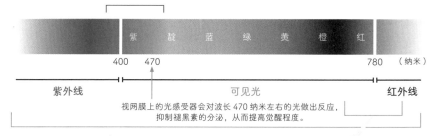

蓝光（波长为 380～500 纳米）

紫　靛　蓝　绿　黄　橙　红

400　470　　　　　　　　　　　　780　（纳米）

紫外线　　　　　可见光　　　　　　红外线

视网膜上的光感受器会对波长 470 纳米左右的光做出反应，
抑制褪黑素的分泌，从而提高觉醒程度。

白光

· 包含所有波长光线的一种透明光。
　蓝光也包括在白光中。

· 太阳光和荧光灯光等白光太过耀
　眼，不适合作为夜晚的照明灯光。

· 当我们受到白光中的蓝光刺激时，
　大脑会认为"现在是早上"。

暖色系的泛红色光

· 适合作为夜晚的照明灯光。

· 蓝光减少，大脑会认为"现在是晚上"，褪黑素分泌
　活跃，人会犯困。

· 顶光照明容易照到眼睛，会妨碍睡眠，请注意！

　☑ 蜡烛
　☑ 带红光的间接照明灯

　建议将其放在地上。

透气的寝具
是通往香甜睡眠的捷径

｜高弹性的新材质最适合做床垫

即使睡一觉也无法消除疲劳的原因可能是寝具不合适。

床垫是非常重要的寝具。它在我们睡觉时支撑我们的身体，使床的温度和湿度保持在舒适范围内。

最近，低弹性和高弹性的床垫都备受瞩目，它们各有特点。

我曾对新材质的高弹性床垫进行过调查。**使用透气性好的高弹性床垫的人，入睡后深部体温就开始顺畅地下降，这样的状态会持续4小时**（见右页上图），刚入睡不久就出现了多次深度 NREM 睡眠。

而使用低弹性的聚氨酯床垫的人，深部体温的下降时间持续不到1小时，在睡眠中还会短暂地升高。这可能是因为身体和床垫紧贴在一起，难以散热。

这一结果证明了不太贴紧身体、透气性强的高弹性床垫更能顺利地协助身体散热，使我们的深部体温更容易下降，从而提高睡眠质量。

透气性的重要性不仅适用于床垫，也适用于其他寝具。比如，大脑的温度和深部体温一样会在睡眠中下降，所以我们在选择枕头时也要特别留意透气性（见第 102 页）。

床垫的硬度会改变透气性

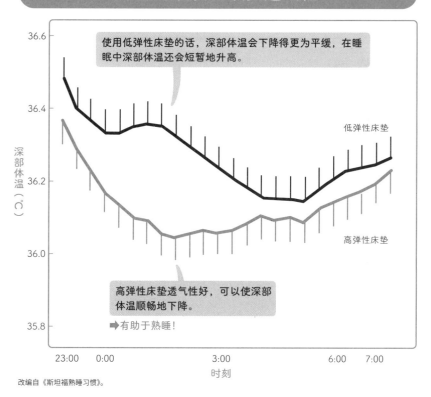

使用低弹性床垫的话，深部体温会下降得更为平缓，在睡眠中深部体温还会短暂地升高。

低弹性床垫

高弹性床垫

高弹性床垫透气性好，可以使深部体温顺畅地下降。

➡有助于熟睡！

改编自《斯坦福熟睡习惯》。

高弹性床垫，透气性好，容易熟睡！

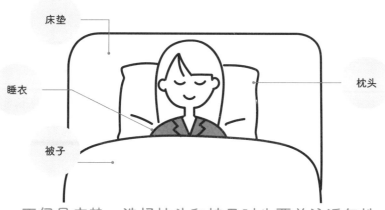

不仅是床垫，选择枕头和被子时也要关注透气性。

选择不闷热的枕头

｜透气性好的枕头能有效地给大脑降温

睡眠能让活动了一天、持续兴奋的大脑好好休息。在活动时，大脑的温度会上升，但是和深部体温一样，它的温度在睡觉时也会下降。

为了促成舒适的睡眠，请按照"头凉脚热"的方法给大脑降温。降低大脑的温度同时也可以降低深部体温。比起只有深部体温降低，大脑的温度同时下降，能让人休息得更好。

另外，为了不让身体疲劳，学会轻松的睡觉姿势也很重要。由于人类头部很重，活动时头部会向下施加压力，为了在睡觉时不给身体造成负担，我们需要用枕头支撑头部。

在选择枕头的时候，一定要评估头枕上去时的贴合感、下沉感和翻身时的难易程度等。

如果枕头的形状不适合我们的脖子和头部，不仅会引起身体疼痛，还会使我们的睡眠变浅。翻身多的人每一次睡眠会辗转 20 ～ 30 次，因此为了能轻松翻身，可以选择两端稍高一些的枕头。

脖子和头部与枕头的形状越匹配，越容易积累热量，因此透气性也很重要。高密度的聚氨酯容易蓄热，羽毛和棉花的材质则会引起温度不均匀，所以这些都不是令人满意的选择。

能冷却大脑的"好枕头"的 3 个要素

 给头部降温的材料

· 网状材料
· 荞麦皮
· 软管
······

推荐透气性好的材料！

 头部和脖子的贴合感

· 容易翻身，材质稍硬，左右两端稍高
· 适合睡姿和翻身的尺寸
· 不会压迫气道，适合自身头部和脖子的高度

也有使用时能自动适应头部和脖子形状的可变形枕头！
如果为选择枕头而烦恼的话，定制也是一种选择。

 保持清洁

· 可手洗、可晾晒的产品
· 使用除菌喷雾

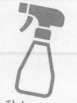

螨虫、发霉、臭味是良好睡眠的大敌！

47

烦恼 老是睡回笼觉

两阶段闹钟，
让你拥有神清气爽的早晨

间隔 20 分钟设定闹钟，制造起床窗口（空白期）

"一次闹钟起不来""想睡回笼觉""睡不醒"——很多人都有这样的起床烦恼。

要想彻底清醒，最好是在 REM 睡眠期或者在它前后的睡眠阶段里起床。**为了不错过最好的起床时机，可以把起床闹钟的铃声分两次设定。**

把第一次闹钟设定成非常微小短促的铃声。因为人容易在 REM 睡眠期觉醒，如果能听到这个微弱的闹铃醒过来，说明你正处在 REM 睡眠期。这时候正好就能心情舒畅地苏醒。

第二次闹钟是针对第一次响铃后没能起床的情况设定的，设定时间为第一次闹钟响起的 20 分钟后，铃声可以选择普通的声音。

如果第一次闹钟响起时，人正处于深度的 NREM 睡眠没有醒来，**20 分钟后他进入 REM 睡眠期或者较浅的 NREM 睡眠期的概率就会很高，所以在第二次闹钟响起时人会更容易苏醒。**

第一次和第二次闹钟之间的 20 分钟叫作"起床窗口"。早上出现 REM 睡眠的机会比较多，时间也比较长。

只要利用"起床窗口"，活用两阶段闹钟法，你就可以在合适的时机醒来，并彻底清醒。

让人彻底清醒的两阶段闹钟的设定方法

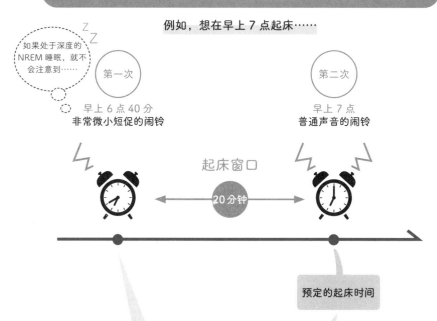

例如，想在早上 7 点起床……

如果处于深度的 NREM 睡眠，就不会注意到……

第一次
早上 6 点 40 分
非常微小短促的闹铃

第二次
早上 7 点
普通声音的闹铃

起床窗口
20分钟

预定的起床时间

有很大概率正处于 REM 睡眠期或在它前后！

早上 5—7 点之间是 REM 睡眠期频繁出现的时间段。
如果在这个时间段设定两阶段闹钟，
彻底清醒的概率就会变高！

注意！

请避免使用间隔时间较短的"稍后提醒"功能。
如果你刚好处于 NREM 睡眠期，
反复响铃的功能会多次把你从 NREM 睡眠中叫醒。
即便醒来，你也不会清醒。

48

烦恼 想让白天过得痛快

喝一杯咖啡，清醒得更彻底

| 咖啡因抑制了促进睡意的腺苷的作用

咖啡等饮品含有的咖啡因，会抑制一种叫作腺苷的脑内物质的作用。腺苷被认为是一种促进睡眠的物质，能抑制有觉醒作用的组胺能神经元的功能。

咖啡因抑制腺苷的作用，使组胺更容易被释放，从而使大脑清醒。 另外，咖啡因可以提高代谢能力，促进血液循环。

早上的"咖啡时间"有利于提神醒脑，如果你和家人一边聊天一边喝咖啡，还能够通过对话增加觉醒刺激，二者具有协同效应。

如果没有时间在家好好品尝咖啡，也不建议在自动贩卖机上购买咖啡，你可以选择购买咖啡店的外带咖啡。点单时简单的聊天可以增加刺激，让你清醒得更彻底。

相反，睡前要注意咖啡因的摄入量。有报告显示，如果在**睡前 3 小时和睡前 1 小时各喝一杯咖啡，入睡的时间会延长 10 分钟左右，睡眠时间会缩短 30 分钟左右。**

据说，人体清除血液中一半的咖啡因就需要 4 小时左右。睡觉前想喝咖啡的话，最好选择低因咖啡（几乎不含咖啡因的饮料）。

推荐的咖啡时间

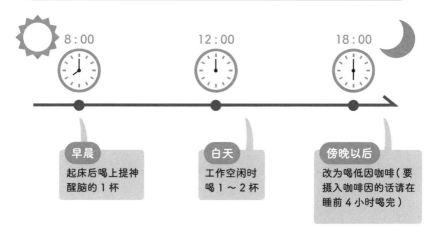

早晨	白天	傍晚以后
起床后喝上提神醒脑的 1 杯	工作空闲时喝 1 ～ 2 杯	改为喝低因咖啡（要摄入咖啡因的话请在睡前 4 小时喝完）

一边聊天一边喝咖啡，能够通过对话增加刺激，
进一步提升觉醒状态。

要注意咖啡因的摄入量

咖啡因摄入量的安全标准
成人每天摄入 400 毫克以下

※ 欧洲食品安全局（EFSA）提出（2015 年）

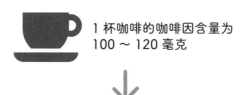

1 杯咖啡的咖啡因含量为
100 ～ 120 毫克

⬇

1 天喝 3 ～ 4 杯咖啡比较合适！

除了咖啡，红茶、绿茶、抹茶、功能性饮料、
以可可豆为原料的巧克力和可可也含有咖啡因。
请不要过度摄入！

良好的运动习惯是迈向熟睡生活的第一步

| 通过养成运动习惯来改善睡眠质量

人在运动的日子里，总是能愉快地带着疲劳感进入优质的睡眠。**运动改善睡眠的关键在于体温变化和免疫细胞分泌的蛋白质——细胞因子。**

适度运动的效果和洗澡（见第 74 页）一样，深部体温先大幅度上升再下降，继而与皮肤温度的差值缩小，使人犯困。

比如，人在傍晚时分活动了身体，到了上床的时间，短暂上升的深部体温就会大幅度下降，使人容易入睡。为了改善睡眠质量，你需要养成运动的习惯。

国外的研究发现，坚持定期运动能使睡眠质量提高。不仅如此，**运动可以增强最初的深度 NREM 睡眠，减少中途醒来的次数，延长整体睡眠时间，从而提高睡眠质量（见右页上图）。**

但是，那种会造成肌肉疼痛的运动对入睡也不利。一边享受聊天，一边进行慢跑或散步的小负荷有氧运动可能是更好的选择。

最好在睡前 3 小时进行慢跑等可以适度流汗的运动。养成每周至少运动 2 次的习惯，逐渐调整睡眠节奏，就能获得高质量的睡眠。

养成运动习惯可以改善睡眠

只运动了 1 天的人和有运动习惯的人相比……

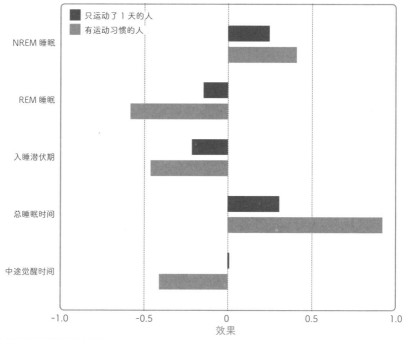

参考资料：美国堪萨斯州立大学库比兹（Kubiz）等人进行的研究（1996 年）。

养成运动习惯，会带来很多益处，比如：

· NREM 睡眠增加　　· 睡眠变好
· 中途觉醒会减少　　· 整体睡眠时间变长

快速入睡的运动要点

●每周至少运动 2 次，在睡前 3 小时
进行运动

●进行慢跑或散步等负荷小的有氧
运动

●一边享受聊天和风景，一边运动

凉番茄有助于进入睡眠模式

▏用冷的食物来降低深部体温

人们都说刚吃完东西马上睡觉对身体不好。不预留 2 ~ 3 小时消化食物的话，睡觉时肠胃仍然会保持活跃，睡眠质量就会下降。

但是我不建议大家空腹睡觉。不吃晚饭，我们的身体会处于饥饿状态。

于是，人会感受到饥饿压力，大脑分泌出一种叫作"促食欲素"的觉醒物质。随着促食欲素的增加，交感神经变得活跃，**促食欲素本身具有觉醒和增进食欲的作用，因此会妨碍睡眠。**

为了探究促食欲素增进食欲的效果，我在美国斯坦福大学时，以学生为受试者进行睡眠剥夺实验，观察到很有意思的现象。在实验中，受试者感到饥饿后，会在晚上去超市买食物。也许是熬夜到很晚的缘故，受试者的促食欲素分泌增加，从而增进了他们的食欲。

睡前吃饭和不吃晚饭对睡眠都不好。**如果不能早点吃晚饭，最好避免摄入需长时间消化吸收的蛋白质和脂质，可以吃点简单易消化的食物。推荐能降低深部体温的夏季蔬菜，如凉番茄和黄瓜等。**

但是，为了不让胃里太冷，请根据晚饭时间来调整食物量和菜单。

选择给身体降温的晚饭

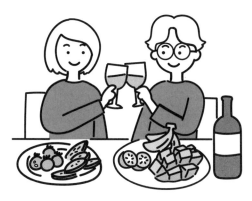

给身体降温的食材

富含很多水分的蔬菜和水果等都有助于吸收多余的热量。

 夏季蔬菜　番茄、黄瓜、茄子、青椒、秋葵等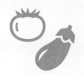

水果　香蕉、猕猴桃、芒果、橘子、菠萝等

饮品　大麦茶、白葡萄酒、牛奶等

荞麦和魔芋也是能给身体降温的食材！
冰凉的饮品和料理能有效地使身体降温。

不可以！ 睡前没有充足时间的话，要避免进食需长时间消化吸收的蛋白质和脂质。

烦恼 想战胜白天的困意

有效午睡
能拯救下午犯困的我们

｜ 下午尽量小睡 20 分钟左右

无论吃不吃午饭，14 点左右都是会犯困的时间（午后消沉），所以与其违背睡意，倒不如直接睡一觉。

像西班牙等地，午睡习惯已渗透到人们的日常生活中。

以提高生产效率为目的的短时间睡觉被称为"有效午睡（power nap）"，全球有许多企业都积极地采用这种方式。

实验证明，即使一个人连续几天保持清醒，但只要每隔 12 小时小睡 2 小时，小睡后的工作效率也能提高。虽然在日常生活中我们小睡 2 小时是不现实的，**但每天小睡 20 分钟，也能起到一定的效果。**

不过，请尽量避免小睡 30 分钟以上。睡眠变深容易产生睡眠惯性，醒来后注意力会下降。另外，在傍晚以后小睡的话，我们的睡眠压力不会升高，到了晚上可能会睡不着，这一现象在儿童中更明显。尽管如此，睡眠不足的大人还是要多多小睡。

小睡的效果有多好

让 13 名受试者长时间保持清醒（最长接近 90 小时），
检测他们对平板电脑上出现的图形的反应。

画面上一出现圆形图案就按按钮，
测量受试者的反应时间和出现错误的次数。

1 没有小睡　　　**2** 每隔 12 小时小睡 2 小时　　的情况下……

同一位受试者

1 没有小睡

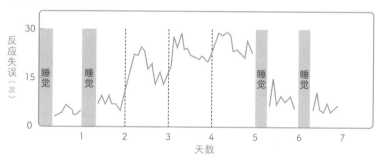

受试者反应变得迟钝，尽管一天中有所波动，
但失误的次数在不断增加！

2 每隔 12 小时小睡 2 小时

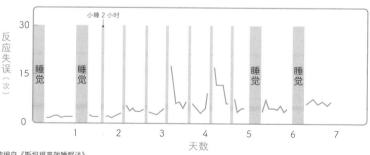

改编自《斯坦福高效睡眠法》。

受试者在小睡后刚醒来时，反应很迟钝，但是会慢慢恢复，失误次数也有所减少！

分段睡眠
能拯救忙碌的现代人

| 分段睡眠是不错的选择

失眠的年轻人和老年人如果在夜里醒来，会在接下来的很长一段时间内无法继续入睡。如果睡了 2 小时醒来，接着又睡了 4 小时，可以认为他们睡了 6 小时吗？

碎片睡眠也叫分段睡眠。和完整的睡眠相比，分段睡眠称不上是高质量睡眠。但是如果能好好利用分段睡眠的话，也能帮助我们消除疲劳、恢复精力。

只要有深度的 NREM 睡眠，即使睡眠被分割，也依然能发挥重要作用，让人恢复机能，继续精力充沛地生活。

对那些因轮班工作制而不能每天在同一时间段睡觉的人来说，他们可以根据自己的生活节奏来调节睡眠，所以很容易实现分段睡眠。比如，黑柳彻子就是一位践行分段睡眠的知名人士。

以前，人和其他哺乳动物一样，基本上习惯于一天睡好几次的"多相睡眠"模式。

经历了农耕生活，人在居住地"日出而作日落而息"的生活模式已经被固定下来，所以才总是在夜里连续睡 6 ~ 8 小时。因此，没有必要太在意无法连续睡觉的事，只要保证深度睡眠，进行分段睡眠也是可以的。

各种各样的分段睡眠

■ 睡眠 　□ 觉醒

参考多相性协会（Polyphasic Society）提出的睡眠计划分类。

午睡睡眠计划

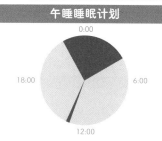

午饭后进行约 20 分钟小睡的分段睡眠。
西班牙等地的居民就是按照这种方式午睡的。

Everyman 睡眠计划

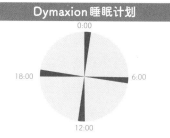

晚上睡 3.5 小时，白天进行 3 次 20 分钟小睡，
主动消除睡意。总睡眠时长为 4.5 小时。

Uberman 睡眠计划

一天进行 6 次 20 分钟小睡的分段睡眠。
这是与尼采笔下的超人（Uberman）一样的
睡眠方式。

Dymaxion 睡眠计划

一天进行 4 次 30 分钟小睡。
这是美国发明家巴克明斯特·福勒设计的
分段睡眠。

如果有必要，试着进行分段睡眠吧

■ 睡眠
□ 工作时间

比如，需要从晚上 22 点工作到第二天早上 6 点的人……

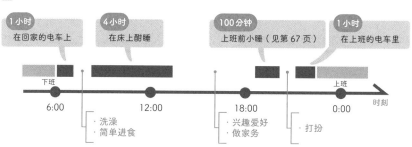

1 小时
在回家的电车上

4 小时
在床上酣睡

100 分钟
上班前小睡（见第 67 页）

1 小时
在上班的电车里

下班 　　　　　　　　　　　　　　　　　　　　　上班

6:00　　　　　12:00　　　　　18:00　　　　　0:00　　时刻

·洗澡
·简单进食

·兴趣爱好
·做家务

·打扮

找到适合自己的分段睡眠计划，增加神清气爽的觉醒时间吧！
但不建议所有人都进行分段睡眠，所以须谨慎实践。

53

烦恼 焦虑不安让人睡不着

认知行为疗法
是改善睡眠的最新方法

｜改善影响熟睡的"认知"和"行为"

心理因素对睡眠也有很大影响。一旦开始在意自己"睡不着"，就会更加睡不着。那么，不想依赖安眠药的失眠人士，不妨试一试认知行为疗法。

认知行为疗法是指通过修正错误的思考习惯（认知），改善不良的生活习惯（行为），防止不安情绪和消极情绪膨胀的精神疗法。

越是烦恼失眠的人，越喜欢在不困的时候钻进被窝睡觉，所以总是觉得"睡不着"。他们会在不知不觉中采取影响熟睡的行为。

这种人多数原本就心思比较细腻，不擅长转换心情。

因此最好是在专业心理治疗师的指导下，在学习正确的睡眠知识并加深理解的基础上（认知），来寻找改善行为模式的方法（行为）。失眠的人应该认识到被窝不是"睡不着、让人痛苦的地方"，而是"能睡个好觉的舒适空间"，这样想也就改变了原先的认知和行为。

认知行为疗法虽然没有药物那样具有速效性，但是不存在副作用和依赖性，可以安心地用于治疗。但现在日本的专业心理治疗师还很少，认知行为治疗也不在医疗保险所覆盖的范围内，所以目前还不太普及。

不困的时候就离开床

为失眠而烦恼的人，容易被"没法睡""我需要睡觉！"这样的不安所困扰。

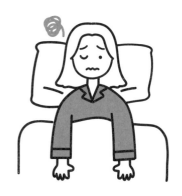

经常会在睡不着的时候
在床上待很长时间。

不知不觉，
会认为被窝是
"睡不着、让人痛苦的地方"，
一钻进被窝就变得不安，
无法平静下来。

更加睡不着……

改变让自己不安的、消极的错误思考习惯（认知）
和不良生活习惯（行为）。

● 不犯困就不要躺在床上。

● 如果过了10分钟左右还睡不着的话，先离开卧室。

● 如果半夜醒来后不能马上入睡的话，就先从被窝里出来。

● 不要在被窝里看书、吃饭，让身体记住这只是睡觉的地方。

● 白天不睡午觉，养成晚上才是睡觉时间的认知习惯。

**要转变想法，被窝不是"睡不着、让人痛苦的地方"，
而是"能睡个好觉的舒适空间"！**

参考文献

第 1 章　聊一聊睡眠的新常识

[1]　西野精治, 長田康孝. 睡眠と免疫機構 [J]. アンチ・エイジング医学. 2020, 16 (3): 38-43.

[2]　西野精治. スタンフォード式 最高の睡眠 [M]. サンマーク出版, 2017.

[3]　Why Sleep Matters: Quantifying the Economic Costs of Insufficient Sleep[EB/OL]. [2016-11-30]. https://www.rand.org/randeurope/research/projects/the-value-of-the-sleep-economy.html.

[4]　MAH C D, MAH K E, KEZIRIAN E J, et al. The effects of sleep extension on the athletic performance of collegiate basketball players[J]. Sleep, 2011, 34 (7): 943-950.

[5]　Kripke DF, Garfinkel L, Wingard DL, Klauber MR, Marler MR. Mortality associated with sleep duration and insomnia[J]. Arch Gen Psychiatry, 2002, 59 (2): 131-136.

[6]　西野精治.「睡眠負債」の概念はどのようにして起こったか ?[J]. 睡眠医療, 2018, 12: 291-298.

[7]　SAXENA A D, GEORGE C F. Sleep and motor performance in on-call internal medicine residents[J]. Sleep, 2005, 28 (11): 1386-1391.

[8]　LAVIE P. Ultrashort sleep-waking schedule. III. 'Gates' and 'forbidden zones' for sleep[J]. Electroencephalography And Clinical Neurophysiology, 1986, 63 (5): 414-425.

[9]　CHIBA S, YAGI T, OZONE M, et al. High rebound mattress toppers facilitate core body temperature drop and enhance deep sleep in the initial phase of nocturnal sleep[J]. PLoS One, 2018, 13 (6): e0197521.

[10]　西野精治. 睡眠障害　現代の国民病を科学の力で克服する [M]. 角川新書, 2020.

[11]　STEPHAN K, DOROW R. Circadian Core Body Temperature, Psychomotor Performance and Subjective Ratings of Fatigue in Morning and Evening 'Types'. Circadian Rhythms in the Central Nervous System. Satellite Symposia of the IUPHAR 9th International Congress of Pharmacology[C]. London: Palgrave Macmillan, 1985.

[12]　SPÄTH-SCHWALBE E, Schöller T, KERN W, FEHM HL, et al. Nocturnal adrenocorticotropin and cortisol secretion depends on sleep duration and decreases in association with spontaneous awakening in the morning [J]. The Journal of Clinical Endocrinology Metabolism, 1992, 75 (6): 1431-1435.

第 2 章　这样就明白了！睡眠的科学机制

[1]　西野精治. スタンフォード式 最高の睡眠 [M]. サンマーク出版, 2017.

[2]　VAN COEVORDEN A, MOCKEL J, LAURENT E, et al. Neuroendocrine rhythms and sleep in aging men [J]. Am J Physiol, 1991, 260: E651-661.

[3]　西野精治. 睡眠障害　現代の国民病を科学の力で克服する [M]. 角川新書, 2020.

[4]　ILIFF J J, WANG M, LIAO Y, et al. A paravascular pathway facilitates CSF flow through the brain parenchyma and the clearance of interstitial solutes, including amyloid beta [J]. Sci Transl Med, 2012, 4 (147): 147ra11.

[5]　KANG J E, LIM M M, BATEMAN R J, et al. Amyloid-β dynamics are regulated by orexin and the sleep-wake cycle [J]. *Science*, 2009, 326 (5955): 1005-1007.

[6]　西野精治.「睡眠負債」の概念はどのようにして起こったか ?[J]. 睡眠医療, 2018, 12: 291-298.

[7]　ラッセル・G・フォスター , レオン・クライツマン . 体内時計のミステリー 最新科学が明か
す睡眠・肥満・季節適応 [M]. 大修館書店 , 2020.

[8]　HE J, KRYGER M H, ZORICK F J, et al. Mortality and apnea index in obstructive sleep apnea. Experience in 385 male patients [J]. Chest, 1988, 94 (1): 9-14.

[9]　内山真（編集）. 睡眠障害の対応と治療ガイドライン 第 3 版 [M]. じほう , 2019.

[10]　GIVENS M L, MALECKI K C, PEPPARD P E, et al. Shiftwork, Sleep Habits, and Metabolic Disparities: Results from the Survey of the Health of Wisconsin [J]. Sleep Health, 2015, 1(2): 115-120.

[11]　MOTOMURA Y, KITAMURA S，OBA K, et al. Sleep debt elicits negative emotional reaction through diminished amygdala-anterior cingulate functional connectivity[J/OL]. PLos One, 2013, 8(10). [2013-10-6]. https: //journals.plos-org/PloSone/article?id=10.1371/ annotation/597offf3-0a1c-4056-9396-408d76165c4d.

[12]　ROFFWARG H P, MUZIO J N, DEMENT W C. Ontogenetic development of the human sleep-dream cycle[J]. *Science*, 1966, 152 (3722): 604-619.

第 3 章　从今晚开始！提高 "黄金 90 分钟" 睡眠质量的秘诀

[1]　西野精治 . スタンフォード式 最高の睡眠 [M]. サンマーク出版 , 2017.

[2]　LAVIE P. Ultrashort sleep-waking schedule. III. 'Gates' and 'forbidden zones' for sleep[J]. Electroencephalogr Clin Neurophysiol, 1986, 63 (5): 414-425.

[3]　西野精治 . 睡眠障害　現代の国民病を科学の力で克服する [M]. 角川新書 , 2020.

[4]　WERTZ A T, RONDA J M, CZEISLER C A, et al. Effects of sleep inertia on cognition[J]. JAMA, 2006, 295(2): 159-164.

[5]　ANEGAWA E, KOTORII N, ISHIMARU Y, et al, Nishino S. Chronic powder diet after weaning induces sleep, behavioral, neuroanatomical, and neurophysiological changes in mice[J]. PLoS One, 2015, 10 (12): e0143909.

第 4 章　来自美国斯坦福大学的睡眠建议

[1]　東原和成 . 嗅覚の匂い受容メカニズム [J]. Nippon Jibiinkoka Gakkai Kaiho, 2015, 118 (8): 1072-1075.

[2]　西野精治 . スタンフォード式 最高の睡眠 [M]. サンマーク出版 , 2017.

[3]　西野精治 . 睡眠障害　現代の国民病を科学の力で克服する [M]. 角川新書 , 2020.

[4]　CHIBA S, YAGI T, OZONE M, et al. High rebound mattress toppers facilitate core body temperature drop and enhance deep sleep in the initial phase of nocturnal sleep [J]. PLoS One, 2018, 13 (6): e0197521.

[5]　KUBITZ K A, DM L, PETRUZZELLO S J, et al. The effects of acute and chronic exercise on sleep. A meta-analytic review [J]. Sports Med, 1996, 21: 277-291.

[6]　VAN DONGEN H P, DINGES D F. Sleep, circadian rhythms, and psychomotor vigilance[J]. Clin Sports Med, 2005, 24 (2): 237-249, vii-viii.

[7]　分割睡眠は危険すぎ！？　健康・寿命へのデメリットとは [EB/OL]. [2019-11-22]. https:// studyhacker.net/divided-sleep.

NEMURENAKUNARUHODO OMOSHIROI SUIMIN NO HANASHI
Supervised by Seiji Nishino
Copyright © 2021 Seiji Nishino
All rights reserved.
Original Japanese edition published by NIHONBUNGEISHA Co., Ltd.

This Simplified Chinese language edition is published by arrangement with
NIHONBUNGEISHA Co., Ltd., Tokyo in care of Tuttle-Mori Agency, Inc., Tokyo
本书中文简体版权归属于银杏树下（上海）图书责任有限公司。

浙江省版权局图字：11-2023-365

图书在版编目（CIP）数据

今晚好眠：你应该知道的睡眠常识 / （日）西野精
治著；叶玲琪译 . — 杭州：浙江科学技术出版社，
2024.5
ISBN 978-7-5739-0935-0

Ⅰ . ①今… Ⅱ . ①西… ②叶… Ⅲ . ①睡眠—普及读
物 Ⅳ . ① R338.63-49

中国国家版本馆 CIP 数据核字 (2023) 第 243323 号

书　　名	今晚好眠：你应该知道的睡眠常识	
著　　者	[日] 西野精治	
译　　者	叶玲琪	

出版发行　**浙江科学技术出版社**
　　　　　杭州市体育场路 347 号　　　　　邮政编码：310006
　　　　　办公室电话：0571-85176593　　　销售部电话：0571-85062597
　　　　　E-mail: zkpress@zkpress.com
印　　刷　河北中科印刷科技发展有限公司

开　　本	889 mm × 1194 mm　1/32	印　　张	4
字　　数	95 千字		
版　　次	2024 年 5 月第 1 版	印　　次	2024 年 5 月第 1 次印刷
书　　号	ISBN 978-7-5739-0935-0	定　　价	39.80 元

责任编辑	唐　玲　陈淑阳	责任校对	赵　艳
责任美编	金　晖	责任印务	吕　琰
文字编辑	刘映雪		

后浪出版咨询（北京）有限责任公司
投诉信箱：editor@hinabook.com　fawu@hinabook.com
未经书面许可，不得以任何方式转载、复制、翻印本书部分或全部内容
本书若有印、装质量问题，请与本公司联系调换，电话 010-64072833